THÉRAPEUTIQUE

ET DIÉTÉTIQUE

DE L'EAU FROIDE.

THÉRAPEUTIQUE

ET

DIÉTÉTIQUE

DE L'EAU FROIDE;

PAR M. GEOFFROY,

Médecin,

Membre des Sociétés médicales hydropathiques de Vienne et de Berlin, Élève de Priesnitz, Fondateur de l'Institut hydropathique de Pont-à-Mousson, et premier importateur de la Méthode hydropathique en France, &c.

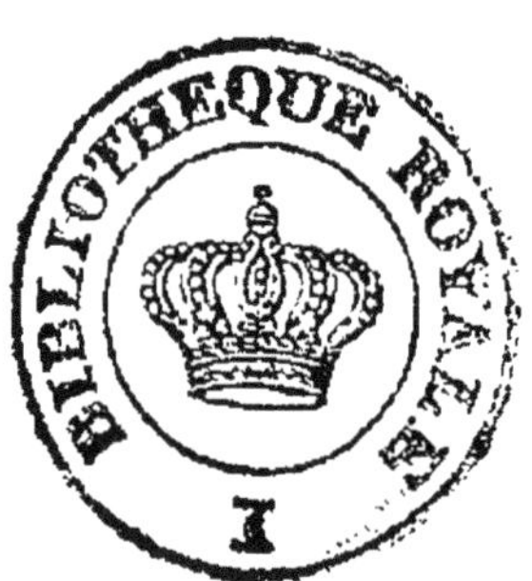

Prix : 2 francs.

PONT-A-MOUSSON,

IMPRIMERIE ET LITHOGRAPHIE DE SIMON.

1843.

[illegible]

[illegible]

[illegible]

[illegible]

[illegible]

[illegible]

[illegible]

[illegible]

[illegible]

AVANT-PROPOS.

Je suis tout aussi loin de la prétention de vouloir endoctriner les gens de l'art, auxquels je dois supposer la connaissance pleine et entière de toute méthode curative, nouvelle ou ancienne et renouvelée, avant de l'adopter ou de la condamner, que je suis éloigné de vouloir remettre entre les mains du public, qui n'est déjà que trop enclin à se mêler de l'art de guérir avant de connaître celui de se bien porter, un de ces prétendus livres de médecine sans médecin, qui pour un cas de réussite qu'on prône, causent toujours vingt méprises qu'on passe sous silence.

Il est difficile cependant, sinon impossible, de faire droit à toutes les classes de la vie sociale à la fois, vu que les intérêts se croisent et se froissent de mille et mille manières diverses.

Sans vouloir faire précisément la propagande et gagner des partisans pour la nouvelle méthode, dont le moyen simple se trouve partout et est à la portée de tout le monde, quoique ce ne soit point aux médecins que je parle, cependant ils pourront trouver dans ce livre le redressement de bien des erreurs qui sont encore admises, professées et pratiquées comme autant de vérités. Je m'adresse à tous les hommes jaloux de conserver leur santé, du maintien de laquelle l'hygiène de Priesnitz est un sûr garant, comme elle est la condition rigoureuse de la guérison des maladies.

Il n'y a dans la vie pratique, et en médecine surtout, rien de tel que d'étudier sans prévention et se convaincre par sa propre expérience.

L'innocuité de l'eau froide en elle-même, et la facilité de se la procurer toujours pure et fraîche, permettent à tout particulier d'en faire des essais; et son efficacité, quand elle est méthodiquement employée, ne tarde pas à se manifester et dépasse ordinairement les prévisions de l'observateur. J'appelle au temple nouveau élevé à Esculape les nombreuses victimes des aberrations de régimes et des erreurs médicales, et j'offre des consolations à ceux auxquels elle a refusé ses faveurs, en assurant que la stricte observation des préceptes de Priesnitz peut en tous lieux renouveler les miracles dont Graefenberg est le théâtre.

Que l'on ne s'attende pas à trouver la nouvelle méthode revêtue du vernis systématique dont la médecine a de tout temps décoré ses productions; une telle prétention serait au moins prématurée; il est à désirer même qu'on ne songe aux formes scientifiques que quand le temps et de nombreuses épreuves auront renouvelé les faits, multiplié les résultats, et confirmé les vues qui doivent donner naissance à la doctrine.

Cette sage temporisation préviendra la faute commise par tous les auteurs de systèmes médicaux, qui, ne procédant pas du connu à l'inconnu, ont mis l'hypothèse à la place des faits, et donnent les rêves de leur imagination pour les lois de la nature. J'en appelle à l'histoire même de la médecine. Offre-t-elle autre chose que le tableau décourageant de l'instabilité des principes? qu'une série de théories médicales se succédant les unes aux autres, sans qu'aucune d'elles ait jamais pu contenter un esprit droit, satisfaire une conscience pure?

On verra dans le cours de cet ouvrage que Priesnitz envisage les maladies comme causées par les infractions aux règles de l'hygiène, qu'il reconnaît dans la nature seule l'intelligence de la manière dont elles se produisent. Il suffit d'ouvrir les yeux pour reconnaître que la nature est le seul agent de la guérison des maladies.

En observant sa marche avec attention, on la voit multiplier ses efforts pour déterminer des évacuations que l'École ancienne nomma crises, et qui servirent de base à ses doctrines pendant des siècles ; mais elle ne se contenta pas de suivre cette marche, elle voulut pénétrer dans les mystères de la Nature et lui dérober le secret de ses opérations, et l'on ne rencontra que l'erreur. Parmi les évacuations qui amènent la solution des maladies, la transpiration, plus remarquable que toutes les autres par sa fréquence, n'échappa point à l'esprit observateur de Priesnitz. Habitant la campagne, lui-même eut fréquemment occasion de voir l'homme des champs, privé des secours de la médecine, se guérir par la provocation d'abondantes sueurs. Il fit de ce fait le fondement de sa théorie, et de la sueur le principal instrument de sa méthode curative.

Contribuer à attirer plus généralement l'attention sur un moyen aussi facile que puissant de conserver et de rétablir la santé publique et privée, faire distinguer ce qui dans l'emploi de ce moyen est du domaine de la médecine d'avec ce qui est du ressort de chacun, montrer ce qu'on peut faire d'abord parmi nous et chaque particulier chez soi, voilà le but de cet écrit. Aussi est-ce sans prétention aucune de donner du nouveau, car dès l'antiquité la plus reculée on employait l'Eau froide dans le traitement des maladies. Hippocrate et Gallien en faisaient usage avec succès. J'ose donc livrer à la lecture d'un public judicieux ces pages dont le contenu est basé sur des actes consignés avec bonne foi et conscience dans la littérature médicale et sur ma propre conviction.

INTRODUCTION.

A l'époque où nous vivons, dit dans ses écrits un des médecins les plus éclairés de nos jours, il est plus que temps de changer de mode de traitement, et surtout de traitement antiphlogistique, encore si aveuglément pratiqué; car l'usage de la lancette devient d'autant plus funeste pour la génération actuelle, que le caractère inflammatoire franc s'éteint de plus en plus, pour faire place à une constitution qui s'approche de jour en jour plus généralement du type nerveux. Le temps semble être venu, peut-on ajouter, où l'on aime, où l'on cherche à retourner, autant que l'état social actuel le permet, à la simplicité de la nature, après que l'esprit médical a raffiné sous toutes les formes imaginables, depuis les compositions colossales de la polypharmacie jusqu'aux doses infinitésimales de l'homéopathie; et cependant la panacée, le grand arcane, le remède universel, si vivement désiré, n'est point encore trouvé, pas plus que la pierre philosophale, qui ne le sera jamais.

La science appuyée sur l'observation des phénomènes naturels doit servir de base à toutes les théories de l'École, qui a atteint son but, quand elle nous apprend à lire dans le grand et mystérieux livre de la Nature; la pratique, fondée sur une expérience éclairée, est encore et restera toujours le guide le plus sûr dans l'emploi des médicaments dont on a étudié les effets. Aussi les praticiens les plus heureux dans l'exercice de leur art ont toujours été ceux qui, partant de ce principe, se sont efforcés de saisir et de bien apprécier le caractère régnant des maladies, et leur opposaient le plus petit nombre de remèdes, et avant tout ceux dont les effets leur étaient le mieux connus.

C'est précisément cette tendance à l'observation de la nature, à apprendre et imiter ses procédés dans l'art de guérir, qui anime aujourd'hui si généralement les esprits en Allemagne : le goût pour le simple s'éveille partout. On apprend à connaître mieux que jamais l'importance de la culture bien entendue de la peau, des soins de propreté, de santé publique et privée. On doit applaudir au mouvement philanthropique qui s'empare, non-seulement des particuliers, mais des gouvernements mêmes, à faire une étude profonde et des essais multipliés sur un objet d'utilité aussi générale, un moyen de santé le plus simple, le plus naturel, le plus abondamment répandu, et à la portée de tout le monde : je veux parler de l'Eau froide, qui certes mériterait seule le titre de remède universel, s'il en existait un.

J'ai déjà dit dans mon *Avant-propos* que dans l'antiquité l'eau froide avait été préconisée par Hippocrate et Gallien. Aussi dès les temps modernes, Hahn, Currie, Floyer, Wright, Mylius et

Reuss, furent les premiers qui appelèrent l'attention sur elle. Semblable aux grandes innovations, aux grandes vérités en général, l'utilité pratique de l'eau eût besoin de vaincre mille obstacle, de subir mille et une vicissitudes et oscillations, de passer de siècle en siècle, de nation en nation, pour parvenir, en se développant et se perfectionnant continuellement, à son point de maturité scientifique, et se faire reconnaître généralement et irrévocablement comme telle.

Chez les peuples de la plus haute antiquité, dans l'Orient surtout, où d'ailleurs le besoin de cultiver la peau se fait plus impérieusement sentir que dans les climats plus froids, nous voyons l'usage des bains sous différentes formes, figurer parmi les dogmes religieux, dans leurs habitudes domestiques et dans leurs mœurs hospitalières. Les Grecs les connaissaient de très-bonne heure, ils faisaient partie de leurs exercices gymnastiques, et, à Sparte, les bains froids furent sanctionnés par une loi et rendus obligatoires à tout âge et tout sexe.

Tout le monde le sait, et une foule de monuments l'attestent, en quel honneur les différentes espèces de bains étaient chez les Romains, où ils dégénérèrent en luxe à mesure qu'ils s'approchaient de leur décadence, comme toute autre institution de ce peuple gâté par la Nature et la Fortune.

Chez les anciens Germains et les Gaulois, les bains étaient devenus une habitude générale et journalière. Les plus anciens auteurs, médecins et non médecins, mentionnent et recommandent l'usage préservatif et curatif de l'eau froide. Hippocrate, Asclépiade, Celse, Gallien et Pline, en parlent avec grand éloge, et en ont fait usage avec les plus beaux succès. Parmi les médecins Arabes, dont la plupart étaient plus adonnés à la pharmacologie chimique (alchimie), ce sont Rhasès et Avicennes qui en ont fait le plus d'usage, surtout le premier, notamment dans les cas de faiblesse d'estomac, de rougeole, de variole, d'hémorrhagies, etc.

Après cette époque (le XIe siècle), les bains

tombèrent en désuétude, et une espèce d'hydrophobie générale s'empara des générations suivantes; mais les expéditions des Croisés amenèrent bientôt des affections nouvelles, et avec elles le besoin des bains se fit sentir de nouveau, ceux-ci furent généralement plus chauds et abusifs pour cette fois-ci que froids et salutaires; c'est ce qui fit de nouveau tomber leur emploi, jusqu'à ce qu'au XIVe siècle, l'usage des eaux minérales commença à se répandre et relever en même temps celui de l'eau froide et commune.

C'est en Italie, la patrie des eaux minérales comme la terre classique de la renaissance des sciences et des arts, que l'usage de l'eau commune reprit son essor avec l'introduction de la douche (*doccia*), et elle trouva depuis des fauteurs célèbres de différentes nations, tels que: G. Faloppe, Mercurialis, Alpin, G. Fabrice (Hildanus), C. Gesner, Van Helmont, etc. Mais ce fut surtout G. Van Der Heyden, de Gand, qui plus qu'aucun autre de son temps (1645) osa braver tous les préjugés, et proclamer hautement dans ses écrits (*) « l'eau commune comme une bénédiction de Dieu.... pour soulager les pauvres et les riches, étant à la main d'un chacun, ne coûtant rien et produisant des effets beaucoup meilleurs que les médicaments de grand prix. » Ce médecin assure en avoir obtenu les plus brillants avantages, surtout dans une épidémie dyssentérique où il a sauvé par son seul usage 360 malades.

A la fin du XVIIe siècle, la *Psychrolysie*, ou *Histoire des bains froids anciens et modernes*, de Floyer, fit fureur en Angleterre, et l'eau froide fut non-seulement vantée, mais généralement employée aussi comme le grand fébrifuge. Boerhave reconnut son efficacité, même dans les cas les plus désespérés de paralysie, d'hydrophobie, etc., et l'employait avec précaution et avec succès.

(*) Discours et avis sur les effets signalés de l'eau ; Gand, 1643-44. *De aquâ frigidâ, sero lactis et aceto*. Idem. 168.

Depuis l'influence puissante qu'ont exercée sur le sort de l'eau froide, en bains et en boisson, les écrits et la pratique de Fr. Hoffmann, elle fut soumise à des observations et des expériences pratiques plus sérieuses et moins excessives.

En France, elle trouva déjà un puissant fauteur dans le grand chirurgien A. Paré, et au XVIIIe siècle, P. Chirac, Astruc, Tissot, Marseau et autres en faisaient beaucoup de cas et cherchaient à faire connaître son utilité et à répandre son usage. Malgré le bon accueil que trouva généralement en Angleterre l'eau froide, et en Italie surtout l'eau à la glace, il fut néanmoins réservé à l'Allemagne de donner la plus grande extension à son usage, et de faire valoir ses vertus sous les formes les plus diverses.

Ensuite sont venus les Hahn, père et fils, J.-Franc Hupelam et autres écrivains classiques et modernes, et le professeur OErtel est revenu de nouveau tirer de l'oubli ce précieux élément; c'est sa voix éloquente qui a commencée la réputation de Priesnitz. De tous ceux qui ont appliqué l'eau froide au traitement des maladies, nul n'a su en tirer les mêmes avantages, ni l'employer avec autant de hardiesse et d'habileté que ce dernier. Au moyen des formes nombreuses sous lesquelles il l'administre, il attaque toutes les maladies qui lui paraissent susceptibles de guérison, et rétablit des malades réputés incurables.

Je dirai, avec le professeur Munde : que nul remède n'est plus propre à attaquer les humeurs morbifiques et à les expulser de l'organisme, que l'eau froide administrée à la manière de Priesnitz. Le succès de cette méthode est le prix de la patience et de la persévérance. Elle a même quelques procédés qui exigent du courage. Celui qui, après avoir commencé le traitement, s'arrêterait effrayé par l'apparition de quelques phénomènes critiques; celui qui rebuté de certaines manipulations assez désagréables les remettrait au lendemain; celui enfin qui voudrait associer aux pratiques de l'Hydrosudopathie la jouissance du vin, de la bière, du thé, du café et des épices, tous ceux-là ne doivent pas compter sur la guérison. Ils feront mieux d'en revenir à leur ancien mode de traitement.

Une confiance sans borne, une constance inébranlable, une soumission entière à toutes les prescriptions, une abstinence sévère de tout ce qui est défendu : tels sont les conditions rigoureuses du succès, et les généreux auxiliaires de ce précieux remède dont la Nature nous a donné une si riche part. Eh! que n'a-t-elle pas fait pour nous, cette bonne Nature? à quels besoins n'a-t-elle pas pourvu? Pourquoi faut-il qu'on ait renoncé à l'existence simple et heureuse qu'elle nous avait préparée, et que l'art se soit partout substitué à elle? Dans l'état actuel de notre civilisation on ne connaît la Nature que de nom. Il n'y a plus que l'homme réduit à la dernière misère qui étanche sa soif avec de l'eau! Riches, pauvres, hommes, femmes, enfants, vieillards, tous reculent quand il leur faut en boire; c'est peut-être parce que l'eau ne coûte rien qu'on ne veut pas s'en servir; car, dans notre vie toute factice, on est venu à n'estimer les choses que d'après leur prix vénal, et peut-être boirait-on davantage d'eau, respirerait-on plus souvent l'air libre, s'exposerait-on plus volontiers aux rayons du soleil, s'il ne fallait pas partager l'eau, l'air et le soleil avec le mendiant. Plus d'une fois j'ai conseillé à des gens de la classe inférieure de boire de l'eau, et toujours j'ai reçu d'eux cette réponse : qu'il se passait souvent des semaines entières sans qu'ils en prissent une seule goutte. Et que buvez-vous donc, ajoutai-je? De la bière ou du vin, et si nous sommes obligés de nous en passer, nous ne buvons pas.

Je m'étonne que l'eau soit demeurée en possession de servir à la propreté extérieure du corps; mais on a bien soin de ne l'employer que chaude, sans songer que cette chaleur a pour effet d'affaiblir la peau et de la rendre plus accessible aux influences nuisibles du dehors. Les classes aisées ne manquent pas non plus d'ajouter des parfums, des esprits odoriférants, auxquels on attribue des vertus fortifiantes, sans se douter que ces substances agissent précisément en sens inverse. Mais ne faut-il pas se distinguer de la foule!....

On peut en dire autant des vêtements; sans parler de leur coupe qui le plus souvent n'est point en harmonie avec les besoins de l'organisme, quels effets nuisibles ne doivent pas résulter de tous ces habits dont on surcharge le corps! On veut garantir la peau de l'air frais, y concentrer la chaleur qui s'exhale sans cesse du corps, et achever ainsi ce que les bains chauds, les boissons spiritueuses, le défaut d'exercice et une nourriture échauffante ont si bien commencé. On ne s'aperçoit pas que plus on tient le corps chaud, plus on affaiblit la peau, qui devient tellement sensible aux influences extérieures, qu'on est incessamment obligé d'augmenter l'épaisseur et le nombre des vêtements. Vient enfin un moment où l'on ne peut plus rien ajouter à l'habillement, déjà trop lourd. Alors les personnes faibles et irritables, dont le nombre augmente chaque jour, grâce à notre mauvais régime, renoncent à sortir de chez elles, ne se doutant pas qu'une semblable résolution les expose à d'innombrables incommodités, et que le lavage du corps entier, répété trois ou quatre fois avec de l'eau froide, les mettrait en état de quitter leur appartement chaud, d'abandonner la flanelle, et de se livrer sans aucun péril aux impressions bienfaisantes d'un air frais.

CONSIDÉRATIONS GÉNÉRALES

SUR

L'HYDROSUDOPATHIE,

ET RÉFLEXIONS

du docteur Bigel.

Dirai-je au lecteur tout ce que m'a fait éprouver d'étonnement, d'abord, puis de mécontentement de moi-même, enfin de satisfaction pour l'humanité souffrante, le narré du traitement suivi à Graefenberg ?

Qu'on n'oublie pas que je suis médecin, et que l'amour-propre ne peut que souffrir de recevoir des leçons d'un si bas lieu, bien que Priesnitz habite le sommet d'une montagne.

Je pourrais bien, à l'aide de quelques investigations à travers les siècles écoulés, sauver l'honneur de la science, et démontrer que l'Hydrosudopathie n'est point une nouveauté en médecine. Oui, il n'est aucune ère de la science médicale qui n'ait vu l'Hydrosudopathie en honneur, entendu exalter l'eau froide comme moyen diététique, et assisté à la cure des maladies par l'emploi de cette eau. Mais en donnant à l'Hydrosudopathie une origine doctorale, comment justifier la médecine de l'oubli dans lequel elle l'a laissée tomber?

Je n'en rechercherai point les motifs, dans la crainte de les trouver peu honorables. Je me contenterai de dire que sa trop grande simplicité fut et est encore aujourd'hui tout son tort.

Comment, en effet, descendre des hauteurs jusques auxquelles s'est élevée la science, pour noyer tant et de si belles connaissances dans l'élément dont l'Auteur de la Nature a couvert la moitié du globe? Le moyen de fermer cet immense arsenal de médicaments puisés dans les trois règnes de la Nature, empruntés aux quatre parties du monde, et de répudier le fruit de tant de veilles, l'héritage de tant de siècles, dont la Médecine a composé son édifice et décoré le temple d'Esculape, pour soumettre l'Humanité souffrante à l'empire d'un remède unique, et la condamner, sous peine de maladie, à l'usage de l'eau pour toute boisson !

Le sacrifice est grand, j'en conviens ; il demande un profond amour de la vérité, un dévouement sans bornes au bonheur de l'Humanité. Aussi l'Hydrosudopathie éprouva-t-elle de violentes contradictions, elle a soulevé les passions les plus intraitables : l'ambition de la gloire et celle de la fortune.

L'érudit craint d'être dépouillé de sa science, le praticien de sa clientèle, le pharmacien tremble pour son comptoir ; et cependant Priesnitz est plein de respect pour toutes ces propriétés. Simple comme la nature, il confesse ne connaître de la médecine que le nom. Les leçons d'Hippocrate, les commentaires de Gallien, lui sont inconnus ; il ne fait point entendre de protestations contre les systèmes ingénieux qui se disputent le droit de vie et de mort sur l'Humanité, il les ignore également ; il ne connaît d'autres remèdes que l'eau, l'air, le mouvement et le régime. Ainsi il n'a point élevé un autel contre les autels auxquels l'Humanité sacrifie journellement. Sa théorie n'est écrite nulle part, elle est tout entière sous ses yeux, tant ceux de l'esprit que ceux du corps. La connaissance du pouls, l'inspection de la langue, bases du diagnostic et du pronostic, sources de nombreuses déceptions, ne lui sont pas nécessaires; il n'interroge les règles de la nature que pour discerner les aliments du médicament, et exclure de ceux-ci tout ce qui peut occasionner du trouble dans l'organisme. Les aliments et les boissons semblent occuper exclusivement son attention; ils les regarde comme les matériaux du corps humain, se décomposant et se recomposant sans cesse; salubres et pris en quantité relative aux besoins, ils sont les tuteurs naturels de la santé; l'insalubrité et l'immodération sont les facteurs de la maladie. L'air, cet aliment des poumons, lui apparaît comme une seconde nourriture, jouant dans la poitrine le même rôle que les aliments dans l'estomac; il a, comme les aliments, sa salubrité et son insalubrité, également source d'harmonie et de désordre. La respiration n'étant point une fonction soumise à la volonté, l'homme ressent à tous les instants sa vitale influence.

Il se nourrit et respire, mais s'il n'y joint le mouvement, pour lequel sa nature lui a donné la puissance motrice, sa digestion languit, la circulation du sang se ralentit, son esprit et son corps tombent dans la torpeur, et sa vie n'est qu'une végétation. Le citadin et l'homme des champs se dessinent parfaitement, le premier dans la plante qui croît en serre chaude, le second dans celle que l'air libre et le soleil seuls vivifient.

Un naturaliste a avancé qu'à la santé de la plante l'agitation de l'air est indispensable, ainsi les vents sont l'exercice des végétaux; de même que la plante, le corps humain a besoin d'être arrosé dans ses racines comme à sa surface; plus heureux que la plante, il n'attend pas qu'une pluie bienfaisante viennent étancher sa soif, humecter et laver son enveloppe; l'élément liquide est à ses ordres, la Nature l'a prodigué autour de lui et sous ses pieds; le peu d'usage qu'il en fait en lui et sur lui a lieu d'étonner, mais voyez-le faire servir cet élément à tous ses intérêts d'ambition et de fortune. Admirez-le, le réduisant à l'état de vapeur, et lui demandant les miracles dont nous sommes témoins. Il n'en est pas moins prodigue envers son parterre et son potager ; il sait que l'eau nourrit ses légumes et conserve à ses fleurs la fraîcheur et le parfum. Enfin il n'est aucun usage qu'il ne fasse de ce puissant élément, le considérant avec toute l'antiquité comme le plus grand des dissolvants. Par quelle aberration a-t-il été conduit à s'oublier lui-même dans ses emplois multiples ? Quel mauvais génie lui a fermé les yeux sur les propriétés hygiéniques et médicatrices de l'eau ? Disons franchement avec Priesnitz : l'horreur pour tout ce qui est simple, le goût pour tout ce qui est composé, ces deux passions ont pris naissance moitié dans l'orgueil, moitié dans la sensualité.

L'eau dut être, avant l'invention des arts, l'unique boisson de l'homme. La grossière ignorance attachée à son berceau, ne la lui fit servir qu'à étancher sa soif, à épurer sa peau. L'antiquité retentit encore du bruit de ces institutions prophylactiques auxquelles l'Humanité était journellement conviée ; leur publicité, que ne grevait aucun impôt, y attirait la foule. Ne pourrait-on pas avec justesse attribuer à la pratique générale des bains cette force gigantesque qui rendit les Romains propres à la conquête du Monde? On ne peut se défendre d'étonnement à la vue de leurs armures, qu'aucun guerrier aujourd'hui ne serait en état de porter. Toutefois n'en rapportons point exclusivement l'honneur au fréquent usage extérieur qu'ils faisaient de l'eau. Le mouvement en quelque sorte perpétuel qu'exigeait la conquête, en revendique une bonne partie. La sobriété, compagne obligée de la pauvreté, a quelque droit aussi au partage. Mais l'opulence, fruit des dépouilles des vaincus, ne tarda pas à altérer le caractère primitif de cette belle nature; les sens ne se contentèrent plus de jouissances simples. L'art culinaire perfectionné ou plutôt inventé, vint doubler l'appétit, en le stimulant avec des assaisonnements que la Nature n'a point destinés à l'alimentation. De là le trouble de l'organe digestif, étonné de ces impressions étrangères, surchargé par l'excès de la génération des sucs superflus; de là la désharmonie des fonctions et l'apparition de maladies que la sobriété n'eût point connues, que l'intempérance enfanta. L'affaiblissement de la force motrice, suite inévitable de cette perturbation, amena l'excitation de la sensibilité et de l'irritabilité. Dès lors inaptitude et répugnance au mouvement, si propre à maintenir l'équilibre dans l'économie animale. Les bains froids, de leur nature fortifiants, cessèrent de convenir à l'exagération du système sensible, qui s'enrichit des pertes du système musculaire. Les bains chauds remplacèrent les bains froids, la faiblesse et les maladies prirent la place de la force et de cette santé brillante que l'on ne retrouve plus que dans les contrées où la tempérance est en honneur.

Voilà ce que tout le monde sait, ce dont l'Histoire dépose, ce qu'on a laissé et ce que vraisemblablement on laissera encore confiné dans l'Histoire, sans vouloir y voir les causes de notre dégénération, y reconnaître les éléments de nos maladies, y découvrir les rudiments de la médecine elle-même.

Il n'est pas à dire que cette législation de la Nature ait manqué de prédicateurs. Sans parler des conseils offerts par les philosophes moralistes, quel siècle n'a pas entendu des voix médicales s'élever pour signaler la fausse route où la société s'étaient engagée, et tonner contre les vices du régime de vie qu'elle a adopté. Mais la sensualité s'est bouché les oreilles, pour ne point entendre parler de réforme. Elle a transigé avec la douleur, et la compensant par les jouissances, elle s'est dit : je passerai ma vie entre les médicaments et les ragoûts : ainsi parle de la vie le Sybarite ; il consent qu'elle soit courte, pourvu qu'elle soit bonne. Voici venir un nouvel apôtre de la tempérance, grand partisan de l'eau, non à la manière de Sénèque, qui vantait l'excellence de l'eau en buvant du Falerne, un prédicateur enthousiaste de l'exercice en air libre et pur ; sera-t-il plus heureux que ses prédécesseurs ?

Jusqu'à Priesnitz on s'est contenté de prêcher les préceptes de la tempérance avec promesse de trouver dans leur observation le secret d'une santé inaltérable. Mais les exemples de santé s'alliant avec les écarts de régimes n'étant pas rares, le doute dut naître dans les esprits, peu disposés à se laisser convaincre.

Les préceptes qui heurtent les usages consacrés par le temps font rarement fortune. Ils échouent toujours contre les séductions du plaisir. D'ailleurs n'est-il pas une infinité de causes génératrices des maladies qui sont indépendantes de la volonté? et la Nature n'a-t-elle orné la terre de tant de productions délicieuses que pour flatter les sens de la vue et de l'odorat, et les défendre à celui du goût? C'est ainsi que l'on croit se justifier en argüant de la munificence du Créateur!

Priesnitz répond : mais ne peut-on borner ses appétits aux besoins que nous a faits le climat sous lequel nous sommes nés? S'il est vrai que l'Auteur de la Nature ait partout placé le remède à côté du mal, pourrait-on sans blasphémer lui refuser d'avoir également par toute la terre mis l'alimentation en harmonie avec les besoins? Qu'ont à faire sur nos tables ces fruits dont la Nature a destiné les sucs à rafraîchir un sang brûlé par le soleil, lorsque nous ne connaissons les extrêmes ni du chaud ni du froid? et ces substances aromatiques, dont elle a couvert le sol des contrées où les ressorts de la vie ont sans cesse besoin d'être remontés, s'accommodent-elles bien aux constitutions éminemment vitales des climats tempérés? Que l'homme, en se faisant cosmopolite, se façonne aux usages des pays où il n'est point né, non-seulement il fait un acte de raison, mais encore il obéit à l'instinct ici plus puissant que la raison; mais que l'habitant des zônes tempérées vive, sous ces mêmes zônes, à la manière de l'Africain, il y a ici contradiction, opposition aux lois de la Nature, hostilité contre elle.

C'est pourtant dans cet état perpétuel de guerre entre l'alimentation et l'organisme humain que s'est placée la société. Où trouver aujourd'hui, même au sein de la pauvreté, une table où l'assaisonnement ne défigure pas l'aliment? On le croit sans influence pernicieuse sur nos humeurs. Ne stimule-t-il pas l'appétit en relevant la saveur de l'aliment? Eh! c'est là précisément le piége où on se laisse prendre. Manger avec satisfaction est sans doute une douce chose; mais manger au-delà du besoin, cela peut-il être innocent? ne voit-on pas que cette surcharge demande à l'estomac un effet double pour l'assimilation? Les disciples de la gastronomie le savent si bien qu'ils appellent au secours de cet organe les vins spiritueux et l'arome du moka, déjà devenus insuffisants, et que l'on ne manque pas de corroborer d'un verre de liqueur, trivialement nommé *pousse café;* et l'on veut que ces infractions, répétées tous les jours, ne soient pas des sources de maladies!

J'en appelle aux amis de la bonne chère; qu'ils disent si la plénitude de l'estomac, la fermentation vineuse et aromatique de la pâte alimentaire, leur laissent après le repas la même activité d'esprit et de corps. Qu'ils indiquent une autre source à cette soif incommode qu'ils noient dans des torrents d'eau sucrée? qu'ils disent encore si avant de connaître cette piquante manière de dîner, ils connaissaient les vomitifs et les purgatifs chargés de désobstruer leur ventre; s'ils avaient besoin des potions amères auxquelles leur estomac languissant redemande de l'appétit. Grâce à l'art du médecin, tout rentre dans l'ordre, mais c'est pour faire place à de nouvelles perturbations ramenées par de nouveaux écarts, et l'on se plaint de l'impuissance de la médecine! Le moyen de se sécher lorsque l'on reste sous la gouttière!

Aussi longtemps que les organes de la digestion pèchent seuls à la suite de ces écarts, la médecine est encore en possession d'y remédier, bien que ses remèdes laissent après eux des traces d'affaiblissement, résultat inévitable de l'irritation provoquée. Mais elle ne tarde pas à être inhabile lorsque les sucs viciés, après avoir engorgé les viscères du bas-ventre, font éruption dans la masse du sang.

Jusqu'ici, les vices du régime n'ont été punis que par des maladies aigües, dont la nature aidée de l'art a su triompher. Mais bientôt la scène change : la faiblesse, la langueur, l'impotence ont remplacé la fièvre et tous les symptômes violents qui l'accompagnent. La nature sans cesse occupée de son salut a sauvé les organes nobles aux dépens de ceux qui sont moins essentiels à la vie. On voit apparaître des douleurs de tous genres, spécialement la migraine l'oppression de poitrine, les palpitations de cœur, la crampe d'estomac, la diarrhée, la constipation, les hémorrhoïdes, les flueurs blanches, le rhumatisme, la goutte, et nombre d'autres affections chroniques, qui tout en respectant la vie la rendent misérable.

Redisons-le encore : c'est en vain que l'on voudrait attribuer toutes ces dégénérations de l'organisme à des causes étrangères aux vices de régime. Elles peuvent sans doute être le résultat d'une maladie aigüe mal jugée (car la nature n'est pas infaillible), et devoir leur génération aux erreurs de la médecine moins infaillible encore que la nature. Mais les causes qui les ont produites sont accidentelles, tandis que les vices de régime sont permanents.

Qu'on cesse donc de s'aveugler sur les sources de ces mille et une incommodités, de ces affections anormales, qui rongent et défigurent aujourd'hui l'espèce humaine. L'homme est, dans l'ordre physique comme dans l'ordre moral, l'artisan de ses maux. Fatal usage qu'il fait de sa raison ! lorsque l'instinct ne lui a pas été refusé plus qu'aux espèces secondaires, chez lesquelles les maladies sont d'autant plus rares que leur régime de vie demeure invariable. Détournés de l'ordre de la nature, introduits dans la domesticité, associés en quelque sorte à nos jouissances, nous les voyons perdre la beauté de leurs formes, la fleur de leur santé, en échange de quelques gentillesses, parodie de notre civilisation.

Si cette assertion, que je crois avoir démontrée jusqu'à l'évidence, laissait encore subsister le doute dans quelques esprits, il reste pour le dissiper le témoignage de ce trop petit nombre de disciples de la tempérance, qui ont pénétré les vues de la Nature et sont fidèles à ses préceptes. Plus convaincant encore est le témoignage de ceux auxquels une maladie grave fit expier leurs excès, et que l'expérience a ramenés à la modération.

Si l'on objecte qu'il n'est point démontré que tout autre régime n'eut point altéré la santé des premiers, qu'au moins on ne refuse point croyance à ces derniers, lorsqu'ils affirment qu'ils ne furent délivrés de leurs souffrances, contre lesquelles la médecine se montra impuissante, que par la réforme d'un genre de vie en hostilité permanente avec les lois de la Nature. L'Établissement de Graefenberg en offre un grand nombre d'exemples.

Grevés de douleurs et d'un commencement d'infirmités, quelques malades, auxquels la méecine avait retiré ses secours devenus inefficaces, ont venus demander au fondateur de l'Hydroudopathie le miracle de leur rétablissement. On erra dans le cours de cet ouvrage à quelles onditions sont soumises les personnes dont il e charge d'opérer la guérison. Souvent il leur suffi du régime qui y est imposé, pour rentrer dans la possession d'une santé qui leur paraissait à jamais perdue. La grande et héroïque cure ne leur fut point administrée, l'expérience de Priesnitz ne la trouvant commandée que par la vétusté d'une maladie qui a poussé de profondes racines dans l'organisme. Une nourriture saine, de fréquents exercices à l'air libre, et l'eau bue en abondance firent les frais de leur guérison.

Il est un adage dont jusqu'ici on ne s'est point avisé de constester la vérité, c'est que : *qui peut le plus, peut le moins.* Les affections les plus graves, les plus rebelles à la médecine, ayant été guéries à Graefenberg, ainsi que nous l'avons vu dans les descriptions qui en ont été faites, celles d'une moindre gravité y trouvent une guérison prompte et assurée.

On ne contestera pas davantage à l'eau fraîche la vertu d'humecter, d'atténuer, de délayer, de dissoudre, ce qui est sec, visqueux, épaissi et endurci; c'est l'attribut de la fluidité. On conçoit également que ce liquide, mis en contact avec la totalité de l'organisme, doit le rafraîchir et le fortifier ; c'est l'attribut du froid. Ces vérités admises, la guérison des maladies reçoit une application facile. Aidée par la propriété dissolvante et fortifiante de l'eau froide, son premier besoin, la nature ne rencontre plus d'obstacles à l'expulsion des humeurs viciées. Tous les couloirs sont ouverts. Divisées, atténuées, délayées, elles s'y portent selon les lois imprescriptibles de l'organisme, qui destine ces organes à leur élimination. La peau, ce grand organe excréteur, comme le témoignent les éruptions dans la terminaison des maladies tant chroniques qu'aiguës, joue le premier rôle au milieu des organes ses collaborateurs. Constamment stimulée et fortifiée tout à la fois par la transition du chaud au froid et du froid au chaud, baignée journellement par d'abondantes sueurs, elle attire à elle la plus grande partie des matières morbifiques, en épure le sang, délivre les organes qui en étaient le siége, sans exposer au moindre affaiblissement l'organisme, que soutient une nourriture saine et abondante, que corroborent les bains froids, les douches et l'exercice fréquent à l'air libre.

THÉRAPEUTIQUE

DE

L'EAU FROIDE,

Généralités de son usage curatif externe et interne,

et particulièrement en bains de pluie fine.

L'Eau mérite non-seulement le nom de PRÉSERVATIF, mais encore un titre plus grand. On peut la regarder comme un REMÈDE UNIVERSEL, propre pour toutes les maladies en général, spécifiques pour chacune en particulier, facile à trouver et à préparer. Elle n'a d'autre défaut que celui d'être trop commune, trop connue, et par conséquent trop peu prisée.

(Thèse soutenue à l'École de Médecine de Paris, en 1721, sous la présidence de E.-F. Geoffroy.

Comme l'hygiène ou la *diététique* est l'art de conserver la santé et de prévenir ainsi les maladies; la *thérapeutique* est l'art de guérir les maladies, et de rétablir ainsi la santé dans son intégrité quand elle a été altérée ou délabrée.

Pour atteindre ce but, et travailler avec connaissance de cause, et non en aveugle, à cette œuvre importante, il faut nécessairement savoir de quoi se compose l'organisme vivant, et ce qui s'y passe en état de santé, ou, en d'autres termes, il faut connaître la *structure* et les *fonctions* des organes du corps humain; c'est ce qui fait le sujet de l'*anatomie* et de la *physiologie*. Il faut d'un autre côté connaître les différentes aberrations et déviations des organes et de leurs fonctions en s'éloignant de la norme physiologique, ou, en d'autres termes, il faut connaître les diverses espèces de *maladies* et de *lésions* dont l'organisme peut être affecté, et par lesquelles il est troublé dans ses véritables fonctions, c'est ce dont s'occupe la *pathologie* dans toute son étendue, ses branches, divisions et subdivisions. En troisième lieu, il faut connaître les *substances* organiques et inorganiques réputées *médicamenteuses* ou douées de vertus curatives, qui composent la *matière médicale*, et enfin la *manière d'appliquer* ces substances aux différents cas de maladies où leur emploie devient nécessaire; c'est ce qui constitue le véritable *art de guérir* ou *la thérapeutique*.

Il suit évidemment, de tout ce qui précède, que la thérapeutique ou l'art de guérir, ce vaste champ dans lequel il n'est point étonnant de voir tous les jours commettre, par la témérité et l'ignorance, les erreurs les plus funestes au genre humain, si l'homme qui y sacrifie toute sa vie peut encore s'y tromper ; cet art, dis-je est entièrement du domaine de la médecine, ou bien c'est la médecine elle-même, dont le médecin est le seul ministre privilégié. Cela ne veut pas dire que sans médecine, et sans l'intervention du médecin, il n'y ait pas de guérison possible, bien loin de là. Nous ajoutons, au contraire, que ce ne sont ni le médecin, ni les médicaments qui, à proprement parler, guérissent les maladies, mais que c'est l'organisme lui-même qui opère sa guérison, à l'aide des médicaments ou du régime, qu'au moyen de ses connaissances et de sa sagacité le médecin a reconnus convenables dans tel ou tel cas de maladie, que souvent le hasard et l'instinct naturel font également trouver.

Nous répétons : de même que la nourrice ne nourrit pas l'enfant, mais qu'elle ne fait que lui donner, en temps et lieu opportuns, les aliments convenables à son état, en éloignant de lui tout ce qui peut lui être nuisible, mais que c'est l'économie vivante elle-même qui opère l'acte de la nutrition ; de même le médecin, quoi qu'en disent certaines écoles, ne guérit pas ; mais par ses connaissances physiologiques, pathologiques et thérapeutiques, il procure, en temps et lieu opportuns à l'organisme les moyens d'opérer par ses propres forces sa guérison. C'est-à-dire, le médecin par ses soins s'efforce de réveiller le principe conservateur de l'organisme, de provoquer une réaction bien calculée sur l'intensité du mal particulier à éloigner, d'aider, de seconder et de favoriser, le mieux possible, les forces vitales à se rendre maîtresses des puissances hostiles et nuisibles, à les détruire et les éliminer. Il s'efforce, en un mot, de rétablir l'ordre et la régularité dans les fonctions organiques, dont l'ensemble harmonieux constitue l'acte de la vie et de la santé ; comme leur trouble, leur écart, leur lésion plus ou moins grave, constituent celui de la maladie, et leur cessation entière, la mort.

Voilà donc ce qu'il faut entendre par guérison ; voilà la mission du médecin qui est appelé à la diriger, et la part qu'y prennent les moyens curatifs; voilà enfin ce qu'on appelle *force médicatrice de la nature*, et le *médecin* dans l'homme ou dans l'organisme.

Comme se sont les mêmes fonctions qui constituent l'acte vital, en santé, en maladie et dans les moments de transition de l'une à l'autre, avec cette différence seulement que, d'un côté, elles rencontrent des obstacles dans leur marche normale, et de l'autre elles procèdent aisément et sans entraves, il s'en suit que l'hygiène et la thérapeutique sont étroitement liées dans leurs attributions, et qu'elles se rencontrent et se réunissent dans un but commun, qui est celui de régulariser et d'activer les fonctions organiques. Pour parvenir à ce but, elles emploient souvent, l'une et l'autre, les mêmes moyens, les mêmes substances, et cela se conçoit facilement, quand on considère que les médicaments ne sont que des *modificateurs* de nos fonctions, comme les autres agents externes, dont on ne sait jamais mieux apprécier les effets qu'en les observant durant un assez long usage et en les employant, s'il est possible, seuls ; de sorte que leur action physiologique, ou celle qu'ils exercent sur l'économie en santé puisse jusqu'à un certain point, servir de guide et de type à celle qu'ils exercent en état de maladie.

C'est ainsi que les propriétés physiques et chimiques de l'eau commune, en général, les quantités requises pour que son usage diététique soit bienfaisant et salutaire par les effets qu'elle exerce sur l'organisme vivant, suffisent déjà au médecin intelligent, qui seul est autorisé à en faire l'usage convenable en médecine, pour en déduire les vertus médicinales et les propriétés curatives pour les cas particuliers auxquels il applique les notions générales, sans se laisser guider, en aveugle empirique, par des particularités et des histoires vagues et dépourvues de bon sens. C'est d'après ces mêmes propriétés, connues et constatées, qu'il déterminera *la portée* et qu'il fixera *les limites* des cures à l'eau froide, et ce sont encore elles qui, après en avoir fait une étude consciencieuse, l'empêcheront de proclamer l'eau froide comme une *panacée*, dont il connaît trop bien l'existence impossible, ou de la rejeter comme une substance trop commune pour fixer l'attention du savant, et indigne de la science et de l'art de guérir. Il lui accordera, au contraire, dans sa matière médicale et son trésor thérapeutique, le rang qu'elle mérite d'y occuper.

Par les deux premières propriétés que l'eau froide possède, et qu'elle exerce d'une manière supérieure à tout autre corps qui en est pourvu, celle de *soustraire* si efficacement le calorique, et celle de *dissoudre* doucement, profondément et sans détruire avec éclat, elle joue dans les mains d'un habile praticien qui sait diriger et modifier son action d'après les particularités des cas (dont pour lui chacun est différent, tandis que pour l'ignorant ils se ressemblent tous), un rôle aussi important que varié dans ses modes d'application et dans ses effets.

Par la simple soustraction continue du calorique, l'eau froide devient *antiphlogistique*, *astringente*, *révulsive* et *sédative*, comme on le voit principalement dans les maladies chirurgicales et les fièvres inflammatoires; par cette même soustraction interrompue, et par conséquent, combinée de réchauffements naturels, par la réaction organique, elle devient *excitante*, *tonique*, *altérante* et *dérivative*; par cette même soustraction, enfin, combinée de sa propriété de liquéfier, de dissoudre, elle devient *rafraîchissante, cordiale, délayante, résolutive, diaphorétique, purgative* et *diurétique.*

Mais ces effets, et bien d'autres qu'il serait trop long de détailler, ne peuvent pas toujours, et dans toutes les circonstances, être produits à volonté et de la même manière, ils dépendent, au contraire, en grande partie déjà, de la diversité des modes d'application qui varient ici depuis les plus simples et faibles, qu'on emploie en hygiène, jusqu'aux plus forts et même violents, réservés à l'usage curatif; ils dépendent en outre de l'individualité du sujet malade et de la spécialité de l'état morbide, qui, d'après son caractère et sa nature, se dispose tantôt pour telle ou telle crise, issue ou terminaison salutaire. Le médecin doit donc, d'après les symptômes qui caractérisent la maladie et les signes qui lui font connaître sa nature, choisir la forme qui convient le mieux pour le cas; observer la marche qu'elle suit; joindre ses efforts à ceux de la nature, et diriger, en général, l'action du médicament, qui est ici l'eau froide, dans le sens indiqué par la nature et reconnu par lui-même, selon la forme sous laquelle on emploie l'élément froid. Témoins sont ici les différents mouvements critiques généraux, tels que sueurs abondantes, urine épaisse, diarrhées, vomissements, hémorrhagies passagères, qui se manifestent quelquefois dans toute leur force. Il faut en dire autant des exanthèmes, des éruptions cutanées de différentes espèces, accompagnées de fièvre, qui viennent souvent effrayer et le malade et le médecin inexpérimenté, tandis que le connaisseur les cherchent le plus avidement, les apprécie et les dirige dans le but de la guérison.

Les circonstances qui rehaussent encore la valeur du moyen curatif qui nous occupe ici, qui lui mérite à juste titre tant d'éloges et de préférence, sont surtout la grande facilité avec laquelle on se le procure dans la vie pratique, les formes diverses et multiples sous lesquelles on peut l'administrer.

Ses qualités curatives sont aussi nombreuses que ses formes sont variées; son action bien ménagée est douce et insinuante. Elle forme en outre le véhicule du plus grand nombre des autres médicaments, dont elle constitue souvent le principal ingrédient, et produit à elle seule les effets qu'on attribue au mélange des autres. Elle active les fonctions normales et les ramène à leur type naturel, sans rendre préalablement malades les organes qui les exécutent, comme les drastiques et autres médicaments semblables.

L'efficacité de l'eau commune, employée méthodiquement, est sans contredit particulière et irrécusable dans tous les états pathologiques qui dépendent d'une diète ou d'un régime alimentaire négligé, d'une assimilation et nutrition troublées ou lésées, d'une composition anormale des humeurs; dans tous ceux où il y a indication d'un traitement tonique, qui exigent un retour vers les règles hygiéniques, un rétablissement de l'action réciproque normale entre les excitants naturels et la vie fonctionnelle de l'organisme, comme dans les scrofules et autres cas de viciation des humeurs. En général, le traitement à l'eau froide se trouve le mieux indiqué là où, par une augmentation graduée des fonctions vitales, on peut espérer de guider et d'étayer les efforts curatifs de la réaction naturelle, de telle sorte que l'essence morbide, le virus, est anéantie ou neutralisée, en posant la base pour une énergie vitale plus active, ou qu'un produit morbide matériel est éliminé par les organes sécréteurs.

En un mot, l'eau froide, d'après l'aveu et le témoignage sincère des autorités médicales qui en ont l'expérience, nuit dans le plus petit nombre des cas ; elle est utile et salutaire dans le plus grand nombre, et son usage méthodique suffit seul à la guérison de beaucoup de maladies aiguës et chroniques, tant internes qu'externes ou chirurgicales.

L'ordre que nous avons suivi jusqu'ici demanderait peut-être qu'après ces considérations générales sur l'eau froide comme moyen curatif et la maladie à en guérir, j'exposasse maintenant, d'une manière succincte, soit alphabétiquement, soit systématiquement les maladies nombreuses, dans lesquelles l'eau est employée avec succès ; puis les différentes formes d'applications qui leur conviennent à chacune en particulier, et finalement encore, des histoires de maladies guéries par l'eau froide, soit pour amuser le public, soit pour aider les oisifs qui ne se donnent pas la peine d'étudier les principes généraux, pour en déduire ce qu'il faut pour chaque cas en particulier; mais tout homme raisonnable, qui n'a qu'une faible idée de la science médicale en général, doit voir facilement que ces sortes d'exposés ou soit-disant livres de médecine populaire ou sans médecin ne conduisent à rien qu'à confondre les esprits et à faire connaître des erreurs de tout genre.

Ne pouvant donc donner en peu de pages une idée claire d'une science qui demande la vie d'un homme pour son étude, et ne voulant, d'autre part, donner lieu à des idées fausses et à des méprises à l'égard de la guérison des maladies en particulier au moyen de l'eau froide, je me contenterai d'indiquer simplement par quelques traits généraux les principaux groupes de maladies et d'affections dans lesquelles l'eau, sous ses différentes formes, est employée avec succès, d'après le témoignage des praticiens. A ceux-ci se rattacheront des considérations particulières sur l'emploi du bain de poussière hydraulique comme moyen curatif.

On divise les maladies diverses qui affectent le corps humain de la manière la plus différente, selon les points de vue plus ou moins généraux, sous lesquels on les envisage. Tels sont leurs causes, leurs symptômes et leurs signes, leur marche, leur durée, leur terminaison, leur gravité, leur nature, leur siége, leur traitement, etc. Nous ne dirons ici qu'en général, en abandonnant toujours les cas spéciaux au médecin connaisseur de la méthode, quelles sont les maladies du système vasculaire et les modes d'application qui leur conviennent le mieux, d'après les témoignages authentiques; puis autant des maladies du système nerveux et de celles nommées mentales; en troisième lieu, des maladies de la nutrition et des tissus organiques en général; quatrièmement, des maladies résultant d'une mauvaise composition des humeurs (dyscrasies), en indiquant en gros les formes de bains auxquels elles cèdent le mieux, comme il a déjà été dit en partie, en exposant les différents modes d'application de l'eau.

I. Les maladies du système vasculaire sont bien celles qui se rencontrent le plus fréquemment dans la pratique médicale. A ce groupe appartiennent les inflammations, les fièvres de toutes espèces, les congestions et les hémorrhagies. Dans toutes ces maladies, l'usage interne de l'eau est très-salutaire; mais ce n'est que dans les cas les plus légers qu'elle peut ainsi seule suffire à en opérer la cure. Le bain général convient dans les fièvres exanthématiques, nerveuses et putrides, dans les inflammations, les hémorrhagies passives, comme les hémorrhoïdes, la menstruation trop abondante par faiblesse, à la suite de l'avortement, etc.; les bains partiels sont utiles dans ces cas comme dérivatifs, surtout dans les congestions vers la tête, les vertiges, palpitations de cœur, etc.

Les injections et bains internes servent dans les inflammations chroniques, dans les hémorrhagies du nez, du gros intestin et des parties génitales; les compresses froides dans les inflammations, l'érysipèle et les congestions, ordinairement comme adjuvants.

Les immersions et bains d'affusions conviennent dans tous les cas de fièvre inflammatoire, surtout contre les fièvres nerveuses, le typhus avec sopor ou irritation nerveuse, la fièvre putride, bilieuse, scarlatine, dans la rougeole, les congestions et les inflammations cérébrales, dans l'hydrocéphale, le tremblement des buveurs, le croup, etc.; la douche dans les cas où il s'agit d'opérer une excitation forte et profonde, un changement subit, dans le cas d'une trop grande laxité et extension des vaisseaux sanguins, et les douches légères dans toutes les inflammations; le bain de sudation enfin, combiné du bain froid, s'est montré efficace dans des cas désespérés de fièvres muqueuses, bilieuses, intermittentes, nerveuses et putrides, dans les inflammations de la poitrine et de l'abdomen, la diarrhée inflammatoire, les exanthèmes tenaces, les dérangements profonds des menstrues et autres.

Mais dans tous ces cas, il faut bien distinguer jusqu'à quel point le malade peut soutenir l'action première de l'eau froide, surtout dans ceux où les organes internes, comme les poumons, le cœur, etc., sont affectés d'une maladie organique et ne soutiennent point le choc fort du bain, encore ne faut-il pas être trop hâtif avec les formes dans les premiers moments de l'éruption des fièvres exanthémateuses, et s'en abstenir toujours dans la période du froid.

II. Au groupe des maladies du système nerveux, dont nous rapprochons aussi celles dites mentales, appartiennent la faiblesse et l'irritabilité nerveuse, la trop grande sensibilité, les affections cômateuses, le tremblement nerveux, les vertiges, douleurs nerveuses en général, l'hystérie et l'hypocondrie, les convulsions, la paralysie, le tétanos et la mort apparente, la mélancolie et les manies de différentes espèces. L'usage interne de l'eau froide et fraîche, prise avec mesure, rend un grand service dans toutes ces affections. Les bains généraux conviennent dans la faiblesse et les douleurs nerveuses, l'hystérie, les convulsions et crampes de toutes espèces, les paralysies et le tétanos. Les demi-bains et les bains partiels, surtout les bains de siége, servent dans ces cas comme d'excellents dérivatifs, et dans les douleurs de différentes parties du corps, comme les bains de douches dans les maux de dents, etc. Les compresses froides servent de révulsifs et surtout de dérivatifs en les plaçant sur des parties plus ou moins éloignées des douleurs; les injections et bains internes, dans les cas de trop grande irritabilité des sens de l'odorat, du goût et de l'ouïe; des lavements froids dans les douleurs hystériques, des bains des voies urinaires dans la paralysie de la vessie, etc.

Les immersions, affusions, torrents et chutes d'eau froide conviennent dans les maladies nerveuses chroniques, par suite d'épuisement, d'une vie déréglée ou de longues souffrances, dans le tétanos, la léthargie, l'hydrophobie, etc., et les différentes affections mentales; les bains de flots dans les cas d'hystérie chronique, les paralysies, l'hypocondrie. Les douches fortes servent comme moyen excellent dans les névralgies, les vertiges nerveux, la migraine, la perversion de l'ouïe, la perte de mémoire, les crampes, les paralysies; dans les cas de stérilité et d'impuissance (douche ascendante), la surdité, la perte de la vue, et dans les différentes espèces de manie. Les bains de stillation rendent d'excellents services dans les douleurs nerveuses locales, dans les névralgies faciales, le tic douloureux, les contractures, le trismus et autres spasmes, ainsi que dans l'asphyxie (sur la région précordiale).

Les bains de vapeurs et de sudation trouvent souvent leur indication dans tous ces cas, alors seulement quand les affections nerveuses dépendent plus ou moins d'une lésion ou d'un mal matériel, et dans les maladies mentales ils n'ont guère été essayés. Dans les affections des sens, dépendantes d'une cause purement dynamique, toutes ces formes d'application de l'eau froide se montrent moins efficaces, comme dans une perte complète de la vue, de l'ouïe et de l'odorat, sans lésion organique, et dans les cas où l'activité du système nerveux est si faible, qu'il serait trop difficile d'y provoquer une excitation salutaire, comme dans les fièvres nerveuses, lentes, hectiques, dans la carie des vertèbres, qui a déjà fait des progrès considérables. Il faut en dire autant de toutes ces affections qui dépendent d'une altération organique profonde ; tandis que, dans les cas où la faiblesse nerveuse est parvenue à tel point, qu'elle ne supporte plus aucune excitation, il faut entièrement renoncer à tout usage des formes fortes.

III. Les maladies de la fonction de nutrition, des tissus organiques et des organes même sont très-nombreuses. A ce groupe se rattachent toutes les anomalies des fonctions de sécrétions et d'excrétion, soit en plus, soit en moins, les obstructions dans les viscères, les arrêts dans le cours des liquides ou humeurs, les indurations, les altérations de la substance organique, les productions morbides, les rhumatismes, la goutte, l'arthrite, etc.

C'est sur ces diverses maladies que l'eau exerce son influence bienfaisante, en vertu de sa qualité dissolvante, et en guérit plusieurs à elle seule, prise à l'intérieur. Elle convient dans le flux muqueux, les catarrhes, lorsque la sécrétion urinaire est supprimée, comme dans l'hydropisie, ou que la transpiration est arrêtée dans les refroidissements, les obstructions des viscères de l'abdomen, dans les constipations, dans la jaunisse, les calculs de toute espèce, les pertes considérables de sperme et d'autres humeurs, dans les indurations et le commencement de la formation de nouveaux produits morbides. Les bains généraux sont ici moins indiqués que les autres formes, telles que les ablutions ou lotions fréquentes, contre la raucité chronique, le goître, les pollutions nocturnes, les gonorrhées et leucorrhées, dans lesquelles les bains entiers sont cependant également efficaces. Les bains d'yeux contre les ophtalmies rhumatismales et catarrhales, bains d'oreilles, contre le flux et autres incommodités de ces organes, et les bains de tête, contre le rhumatisme et ses différentes

4

formes variées, contre la faiblesse de l'estomac, les mauvaises digestions, les constipations, les diarrhées, les coliques, la dyssenterie, le choléra, les gastrorrhées, les catarrhes chroniques, l'obésité, les obstructions du foie et de la rate, l'hypocondrie, les affections de la matrice, les exanthèmes chroniques, la goutte, les dégénérescences commençantes, etc.; les bains de flots sont tout aussi efficaces dans toutes ces affections, et surtout celles de la peau, lorsqu'elles sont devenues chroniques. Les injections sont ici indiquées contre la grande flaccidité des tissus, dans des organes sujets à des flux muqueux, dans le gros intestin, en cas de diarrhée et de constipation, de coliques et de dyssenterie, d'affections vermineuses. Les compresses ou bandes échauffantes sont ici seules indiquées et rendent le service le plus éminent dans les affections de l'abdomen, en général, principalement contre les tumeurs et contre les engorgements.

Le plus beau champ s'ouvre dans ce groupe de maladies pour l'usage des affusions, torrents et douches de toute force, dont l'action excitante est toujours localisée. On les emploie donc avec avantage contre les tumeurs de tout genre, surtout les engorgements lymphatiques, le goître, les indurations du foie, de la rate et des glandes mésentériques, les nodosités goutteuses et arthritiques, les rhumatismes chroniques, les contractures, écoulements par suite de faiblesse générale et mollesse des tissus, etc. Le bain de stillation est généralement indiqué dans ces affections, mais d'une manière plus restreinte encore.

Les bains de vapeurs et de sudation opèrent ici quelquefois des changements complets dans la composition de toute la masse des liquides, tandis que tous les autres remèdes ont échoué contre ces affections toutes matérielles, comme les maladies cutanées invétérées, les écoulements de toute espèce, les rhumatismes chroniques et la goutte avec toutes ses suites, les tumeurs et les obstructions des viscères abdominaux, et les altérations récentes de tout genre.

Mais il reste encore un bon nombre d'affections appartenant à ce groupe, contre lesquelles l'eau n'a que peu ou point de force curative. Ce sont principalement les différentes formes d'hydropisie, les affections organiques du cerveau, comme le ramollissement, les exostoses, tubercules, et en général toutes les productions morbides trop avancées et profondément enracinées dans l'organisme, de sorte que la fièvre hectique ne quitte plus le malade. Dans ces malheureux cas, il faut user de la plus grande circonspection à l'égard des formes faibles, et bannir entièrement les applications fortes.

IV. Sous la dénomination de *dyscrasies*, on peut ranger toutes les maladies qui dépendent d'une mauvaise composition du sang, d'une viciation des humeurs en général, ayant un caractère particulier ou quelque chose de spécifique qui les distingue facilement de toute autre affection, et envahit ordinairement l'organisme si profondément, qu'il est difficile souvent pour les uns, et impossible même pour les autres, de les mener à une guérison complète, ni au moyen de l'eau froide, ni par d'autres remèdes quelconques. Tels sont le rachitisme, la tuberculose, la siphilis, la dyscrasie mercurielle, cancéreuse ou carcinomateuse, dartreuse, la gale et les scrofules invétérés.

Quelque salutaire que soit l'usage interne de l'eau fraîche dans toutes ces affections, on ne peut jamais en espérer une guérison, et bien d'autres formes ne sont pas plus efficaces, lorsque le mal est déjà bien avancé et que la fièvre hectique l'accompagne. Les bains froids sont encore le plus profitables dans les scrofules, la siphilis, les affections mercurielles, la gale et les dartres ; les bains de mer, surtout, contre les scrofules, et les douches dans le cancer, lorsqu'il existe encore sous forme de tumeur squirreuse.

Les bains de vapeur, et plus encore le bain de sudation, sont les plus efficaces dans les scrofules, les maladies mercurielles, la siphilis invétérée et secondaire, les dartres et la gale, parce que, dans ces affections, il est nécessaire d'opérer un changement profond et énergique dans tous les systèmes. Contre la tuberculose, qui ne forme malheureusement que trop souvent la base de la phthisie pulmonaire, l'eau est la moins puissante, et, dans la plupart des cas, son usage externe pourrait encore nuire.

V. Ce dernier groupe de maladies comprend tout ce qui est du domaine de la chirurgie. A celui-ci se rattachent les blessures et les plaies de toutes espèces, les fractures, les brûlures et engelures, ulcères, abcès, fistules, etc., dans le traitement desquels l'utilité et l'efficacité de l'eau froide ont de tous temps été reconnues partout et mises en pratique. C'est ici que son usage est le moins limité, et on peut l'employer sous toutes les formes. C'est ainsi qu'en boisson elle rafraîchit éminemment dans les affections aiguës, et dans les maux chroniques, elle corrige les humeurs.

Les compresses froides, dans les inflammations externes, les blessures, les hémorrhagies, les fractures, les hernies, les luxations, les brûlures et engelures, les ulcères, les anévrismes ; et les bandes échauffantes dans les tumeurs blanches principalement, les fistules, la carie, la gangrène, etc.; les bains de pieds et de jambes, dans les ulcères, les fistules, les tumeurs blanches, les luxations et fractures, etc.; les bains de mains également dans les engelures, foulures, etc.

Les bains de chute, de torrent et de douche forte, sont efficaces contre les ulcères atoniques, les tumeurs indolentes, la chute de la matrice, la gangrène, etc.; et le bain de sudation enfin, contre les maux chroniques de toutes espèces, surtout ceux qui proviennent d'anciennes blessures et plaies des ulcères atoniques, les tumeurs et la roideur des articulations, etc.

Voilà en peu de mots toute l'étendue de l'usage curatif de l'eau froide, telle qu'un profond connaisseur et fauteur de la nouvelle méthode l'a conçue, telle qu'elle convenait le mieux pour le but que nous nous proposions d'atteindre ici, comme il a été dit plus haut. Quelques légers indices suffisent au praticien intelligent, tandis que, avec les plus grands détails, tout autre fait des méprises et peut commettre des erreurs graves.

DIÉTÉTIQUE
DE
L'EAU FROIDE,
Règles générales et spéciales de son usage hygiénique,
et particulièrement en bains de pluie fine.

> Les biens du corps sont la santé, beauté, allégresse, force, vigueur, adresse et disposition ; mais la santé est la première et passe tout.
>
> *De la Sagesse*, par Pierre CHARRON.

Le but de la diététique ou hygiène est la *conservation* de la santé de l'homme. Elle atteint ce but par une double voie : en rapprochant de l'homme ce qui est profitable, et en éloignant de lui ce qui est nuisible à sa *santé*, ce trésor inappréciable, qu'il estime ordinairement si peu quand il le possède, et qu'il regrette tant quand il l'a perdu.

La diététique doit donc prescrire les règles d'après lesquelles les fonctions de l'organisme, surtout celles de l'assimilation ou nutrition et de la sécrétion, soient maintenues dans un état normal, et les mauvaises influences qui les entravent dans leur marche soient évitées ou éloignées ; elle doit indiquer les moyens et la manière de s'en servir pour corroborer l'organisme et le rendre plus susceptible de tout ce qui favorise son existence individuelle, en le prémunissant et l'endurcissant en même temps contre tous les agents préjudiciables à son bien-être.

Parmi ces moyens, l'eau froide, fraîche et pure, qui seule entrera ici en considération, tient assurément une des premières places, et elle mérite, sous le double rapport de *conserver* et de *préserver*, au plus haut degré notre attention. Son usage, soit à l'extérieur, soit à l'intérieur, est soumis à des règles *générales*, qui pourtant sont susceptibles de modifications multiples, et qu'il est important de bien connaître pour jouir des fruits d'un bon usage et éviter les fâcheuses suites d'un mauvais.

Elle est sans contredit le moyen hygiénique

qui contribue, soit d'une manière directe, soit d'une manière indirecte, le plus généralement et le plus puissamment, au maintien de la santé publique et privée. Aussi, la fraîcheur, la force, l'enjouement et la beauté ont-ils toujours été le partage de ceux qui savaient en faire un usage bien ordonné, et bien en harmonie avec toutes les circonstances générales et individuelles.

L'eau a toujours été regardée comme utile à tous les âges et à tous les individus des deux sexes, dans toutes les conditions de la vie, et de plus, comme préservatif assuré contre le plus grand nombre des maux qui affligent le genre humain ; comme propre, par conséquent, à prolonger nos jours et à prévenir les infirmités de la vieillesse. Les différentes formes sous lesquelles elle est si abondamment répandue dans toute la nature, ainsi que ses propriétés physiques et chimiques étant bien connues, son action sur l'organisme vivant bien étudiée, on doit convenir qu'aucun autre moyen ne peut lui être comparé sous tous les rapports.

C'est le meilleur fortifiant pour la surface cutanée et pour tout le corps, tant à l'intérieur qu'à l'extérieur. Son action incitante, tonique, rafraîchissante et vivifiante sur la peau et la membrane muqueuse ; l'ébranlement bienfaisant qu'elle imprime aux systèmes nerveux et vasculaire, pour en provoquer la réaction énergique ; le développement d'une douce chaleur à la périphérie, une circulation des fluides plus libre et plus facile, des mouvements musculaires plus dégagés, une transpiration plus large, une augmentation considérable des fonctions sécrétoires et excrétoires, une plus grande pénétration de tous les sens, un esprit plus dispos, une volonté plus ferme et un cœur plus calme, voilà les bienfaits que l'hygiène peut tirer du bain, des lotions, et, en un mot, de l'usage bien réglé de l'eau fraîche à l'extérieur.

C'est, d'un autre côté, la boisson la plus naturelle, la plus innocente, et, en même temps, le plus généralement utile et indispensable à l'homme comme aux animaux, le meilleur et le plus doux dissolvant et délayant que nous possédions. Étancher la soif, réparer les pertes que fait continuellement en fluides l'organisme, favoriser la digestion en fortifiant les organes à ce destinés, aider l'absorption des substances acides, concourir puissamment à l'alimentation du corps, rafraîchir et fluidifier la masse des liquides en circulation, délayer, dissoudre et rendre plus propres à être éliminées les substances morbides et stagnantes, augmenter et activer les sécrétions, hâter les excrétions, surtout celles de l'urine, qui éloigne une foule de substances nuisibles, alléger la respiration, en aidant l'oxygénation du sang de toutes parts, enfin, établir et maintenir dans toutes les fonctions normales de l'organisme l'harmonie la plus parfaite possible, sont autant d'avantages attachés à un usage bien combiné de l'eau fraîche et pure, prise à l'intérieur.

Cependant, pour que l'eau produise tous ces effets salutaires, il ne faut pas la prendre au hasard et la première venue; mais il est, au contraire, très-important d'en faire un bon choix. Il faut qu'elle soit douée de toutes les propriétés qui lui donnent ce caractère de salubrité, et qu'elle les possède en telle proportion qu'elle puisse remplir aisément le but qu'on se propose d'atteindre. Il n'est donc aucunement indifférent de quelle *qualité* soit l'eau dont on veut faire usage, soit à l'extérieur, soit à l'intérieur, et il faut attacher à ce point la plus grande importance, vu que ses effets varient toujours en raison de la bonne ou mauvaise qualité qui la distingue.

L'eau dont on se sert habituellement provient de la pluie, des sources et des rivières. L'*eau de pluie*, ordinairement rassemblée dans de vastes réservoirs souterrains ou des citernes, est, de toutes les sortes d'eau de la nature, la plus pure, c'est-à-dire, la moins chargée de sels et d'autres corps étrangers (bien entendu telle qu'elle tombe des nues), et par conséquent la plus *légère* et la plus *douce*. Elle contient toujours une assez grande quantité d'air atmosphérique, et c'est elle qui est la plus propre à cuire les aliments en général, et à laver, dans le seul but de propreté, soit les linges, soit le corps, surtout à l'aide du savon, parce qu'elle ne le décompose pas, le dissout bien et le fait mousser. C'est également à ce dernier caractère que l'on reconnaît la bonne qualité de cette sorte d'eau.

L'*eau de sources* superficielles ou profondes, comme les fontaines, les puits, les pompes, etc., est celle qui varie le plus dans sa composition, depuis la plus simple jusqu'à celle réputée *minérale* (*). Elle contient toujours une certaine quantité de sels et de terres en dissolution, qu'elle enlève aux couches du sol, aux terrains et aux rocs qu'elle traverse, et dont on se rend facilement compte par de simples réactifs ou par l'analyse chimique.

Elle est d'autant plus *dure*, *crue* et *pesante*, qu'elle est plus chargée de ces sortes de substances inertes et moins riche en air fixe. Les meilleures sources sont toujours celles qui, provenant de roches ou terres siliceuses, sur lesquelles l'eau n'exerce pas son action dissolvante, charrient le moins de sels et d'autres substances étrangères, mais qui contiennent, au contraire, à une température basse, une bonne quantité d'air atmosphérique et de gaz acide carbonique, dont on reconnaît la présence aux perles fréquentes que jette cette eau quand on la trans-

(*) L'analyse chimique fait trouver ordinairement dans l'eau de fontaine et de source, en différentes proportions, les corps suivants : de l'air atmosphérique, du gaz acide carbonique, du carbonate et du sulfate de chaux, du sulfate de magnésie et de soude, du muriate de soude (sel de cuisine), et quelquefois une petite quantité de carbonate oxidule de fer.

vase ou qu'on l'agite fortement dans un bocal. Ces mêmes gaz, en proportion supérieure aux autres substances, la rendent légère, lui donnent une saveur *agréable*, même *piquante*, et font d'elle, conjointement avec ses qualités d'être *limpide*, *incolore* et *inodore*, la meilleure boisson.

Mais une des premières conditions à remplir pour que l'eau puisse bien manifester son effet hygiénique, c'est d'en user toute *fraîche*, c'est-à-dire, immédiatement après qu'elle a été puisée dans la source, sans avoir éprouvé aucune altération, soit dans la quantité des gaz susdits, soit dans sa température. C'est encore à l'eau douée de ces mêmes qualités qu'il faut accorder la préférence pour l'usage des bains et des lotions hygiéniques, comme on le verra plus loin.

L'*eau de rivières*, *de lacs*, etc., est ordinairement un mélange d'eau de sources et de pluie, et participe par conséquent aux qualités de l'une et de l'autre, sans pouvoir les réunir toutes. Elle contient généralement beaucoup d'air atmosphérique et fort peu de gaz acide carbonique, surtout celle des rivières de long cours ; elle est plus ou moins claire ou trouble, selon la nature du terrain qu'elle recouvre et parcoure. Cette sorte d'eau est peu propre à l'usage interne : elle est par trop *fade ;* mais elle est au contraire très-propre aux bains et lotions, combinés avec le mouvement et l'exercice au grand air.

L'homme est parvenu à corriger, au moyen de l'art, toutes les sortes d'eau naturelle, à les rendre de meilleure qualité par la filtration, l'aération et autres procédés analogues ; mais rien n'égale encore celle qui nous vient pure, froide et fraîche, du sein de la terre par les seuls soins de la nature.

Quant à la *quantité* d'eau à employer à l'usage hygiénique, on ne peut guère avoir un meilleur guide pour l'intérieur que le sentiment de la soif, qui naît naturellement du besoin de réparer les pertes continuelles que fait l'économie en fluides. Mais, tel est l'état de la civilisation actuelle sous le rapport hygiénique, que l'homme a abandonné la voie de la nature ; il s'est éloigné de plus en plus de sa simplicité, et, au fur et à mesure que les sciences et les arts avançaient et se multipliaient, leur créateur et propagateur, l'homme, commençait à mener une vie plus artificielle; il négligea et oublia les besoins naturels, en leur en substituant d'autres, toujours d'autant plus préjudiciables à la santé, qu'ils sont plus recherchés.

La boisson naturelle, la première et la meilleure après le lait maternel, l'eau fraîche, ne flattait plus le palais de l'homme gâté; ainsi il n'en sentit plus le besoin, et finit par en désapprendre et même mépriser l'usage. De telle sorte que pour jouir de ce don précieux de la nature, il est obligé maintenant d'apprendre de nouveau la manière de s'en servir utilement, soit par l'art, soit par les êtres qui sont restés plus fidèles que lui au besoin primitif de cet élément salutaire. Il doit donc, pour retourner à la simplicité naturelle, passer par quelques désagréments que cause le premier abord de l'eau froide dans un estomac qui n'y est point habitué, tels que pesanteur, rapports, nausées et même vomissements. Or, ce qui est conforme au caractère primitif de l'homme, à cela même il se fait facilement; et, en effet, ces légères difficultés sont bientôt surmontées, en procédant par petites quantités, qu'on augmente de jour en jour insensiblement, pour finir en peu de temps par la gagner en affection et en sentir de nouveau le véritable besoin, même un goût prononcé, qu'alors il ne faut plus laisser perdre dans aucune circonstance, jusqu'à la mort tardive.

La *quantité* d'eau à employer pour l'usage diététique extérieur, est trop relative et susceptible de trop de modifications, selon la différence du mode d'application et de l'individu, pour pouvoir en parler beaucoup en général. Seulement il faut bien remarquer ici que dans ce chapitre il ne sera pas question de la *méthode forte;* c'est-à-dire, des formes de bains qui agissent très-énergiquement, telles que la grande douche, les affusions et hautes chutes, etc., combinées d'enveloppement général et de sudation abondante, qui sont toutes réservées pour les cas de maladies, sous la sage direction d'un médecin éclairé ; mais qu'il s'agit ici des formes douces et légères, parmi lesquelles le bain de pluie fine tient bien le premier rang, et desquelles il faut user avec *modération* et à des intervalles assez longs, si l'on veut endurcir et fortifier le corps par leur usage continuel. En un mot, il ne faut pas tomber dans la faute, trop générale, de ne point distinguer ce qu'on *doit* et ce qu'on *ose* faire dans des cas d'affections graves et quelquefois désespérées, d'avec ce qu'on *peut* faire pour consolider la santé et se préserver ainsi de la maladie. Le mauvais usage et les excès dans les choses innocentes en elles-mêmes ne sont pas moins des *excès*, et, comme tels, toujours préjudiciables à la santé et parfois funestes à la vie.

I. Les Règles les plus générales pour l'usage *hygiénique* extérieur et intérieur de l'eau froide, qu'il nous semble nécessaire de faire précéder des détails et considérations particulières relatifs au temps, au lieu, à l'âge, au sexe, aux habitudes, etc., se réduisent aux chefs suivants :

1° Le rôle important que remplit pour la vie extérieure et pour l'économie entière la *peau*, comme siége principal du sentiment et chargée d'une sécrétion et absorption continuelles, ne permet nullement que, dans une vue purement diététique, on s'expose à l'action du bain froid lorsque le corps est trop échauffé, trop fatigué, ou couvert de sueur.

L'état opposé à celui-ci interdit également l'usage du bain; car le corps trop refroidi et engourdi par un trop long repos, n'est pas à même de réagir avec assez de force sur l'action immédiate du froid, qui vient encore ajouter à l'inactivité de la vie périphérique, et peut causer des ruptures dans les organes internes par la trop grande accumulation de la masse du sang.

Un état également éloigné de l'un et de l'autre de ces deux extrêmes, une chaleur douce et naturelle, un léger exercice préalable, donnent donc au corps la meilleure disposition pour le bain froid, et le rendent susceptible d'en tirer après les effets salutaires pour sa santé.

2° Il en est à peu près de même pour la *disposition morale*, à l'égard des précautions à prendre avant d'entrer au bain froid. Les fortes émotions d'âme effectuent, pour ainsi dire, le retrait de la vitalité du système nerveux vers son centre; la vie extérieure cesse, en quelque sorte, pour se porter à l'intérieur, d'où cette grande pâleur qui accompagne ordinairement ces mouvements profonds; tandis que la vie intérieure n'est que de plus en plus rehaussée et portée à un point tel qu'il serait impossible à l'organisme de soutenir en ce moment l'action d'un bain froid, qui viendrait encore augmenter, par son action première, cet état de choses, et pourrait causer les suites les plus fâcheuses.

Une grande contention d'esprit, où toute l'activité vitale se concentre, pour ainsi dire, au cerveau, tandis que les fonctions cutanées cessent en partie, et tout le corps tombe comme dans un état d'engourdissement, dispose fort mal au bain froid, et il faut en ce cas faire quelque exercice corporel, exécuter quelques douces frictions sur toute la surface du corps, pour réveiller et rappeler la vie vers la périphérie, et ainsi, comme après un trop long repos, le remettre en état de réagir sur le froid du bain.

On évitera également les fortes émotions d'âme et contentions d'esprit immédiatement *après* le bain froid tout autant qu'avant. On recueillera les meilleurs fruits de cette pratique, quand, dans les moments les plus rapprochés d'elle, on est d'un esprit dispos, calme, d'une humeur gaie, et également éloigné de l'un et de l'autre des extrêmes mentionnés.

3° L'état de l'*estomac*, comme organe central de la vie végétative, ainsi que le tube intestinal en général, ne méritent pas moins l'attention du baigneur. Après un repas plus ou moins copieux, l'activité vitale abandonne en grande partie la périphérie et se concentre sur l'organe en fonction digestive, par un afflux de sang beaucoup plus considérable qu'à l'état ordinaire. De là les légers frissons qu'on ressent habituellement en ce moment, et que l'on désigne communément du nom de *frissons de la digestion;* de là aussi la contre-indication du bain froid, qui augmenterait cet état de pléthore interne, troublerait le travail digestif, en détournant de lui l'activité de l'organisme, et causerait des congestions dangereuses, ou même la mort.

De même qu'il faut éviter la réplétion de l'estomac et des intestins au moment de prendre un bain froid, il faut également s'abstenir de son usage, quand ces organes se trouvent en état de trop grande vacuité, qui toucherait à une faiblesse, mettrait l'organisme dans la même indisposition qu'une grande fatigue, et le rendrait par conséquent incapable de soutenir le choc que lui imprime l'action première du bain, et moins encore d'y réagir. Cette précaution s'adresse principalement aux personnes faibles de constitution, ou épuisées par des souffrances de tout genre.

Il faut donc se tenir à une égale distance de l'un et de l'autre de ces deux états opposés, et se garder bien de manger copieusement, ou de boire des liqueurs fortes, immédiatement après le bain, et avant d'avoir fait quelque exercice pour faire renaître la chaleur.

4° Pour ce qui concerne l'*entrée* au bain froid, la durée et la *sortie*, l'habitude et l'individualité des baigneurs y entre pour autant, qu'il ne reste plus guère de généralités à signaler. Contre ceux qui opinent qu'il faut toujours y entrer lentement et graduellement, s'élèvent des autorités prépondérantes, en prétendant que la première impression, toujours un peu désagréable, passe d'autant plus promptement, et que les bienfaits du bain se font sentir d'autant plus tôt qu'on y plonge plus hardiment, plus gaiement, et avec plus de confiance et de courage. Mais il est, et il restera toujours une règle de prudence et une excellente précaution à prendre, surtout pour ceux qui n'y sont pas encore habitués, de se mouiller et se rafraîchir préalablement, sans perdre beaucoup de temps à ce prélude, la tête, le cou et la poitrine, en abandonnant les extrêmes aux cas exceptionnels et aux habitués de longue date.

La durée du bain se règle le mieux sur la température de l'eau, le mouvement qu'on s'y s'y donne et la sensibilité du baignant. Plus l'eau est froide, moins doit durer le bain, et une seule minute suffit généralement pour le plus haut degré; mais plus qu'on s'y remue activement, se frotte le corps, sans cependant trop se fatiguer, plus longtemps on peut y rester impunément, et on va facilement jusqu'à 15 minutes et plus encore. Il est néanmoins très-prudent de ne jamais rester au delà du deuxième frisson qui se fait sentir, et qui, d'après les observations les plus scrupuleuses, est le meilleur guide de chacun; on pourrait lui donner le nom de *frisson de sortie*, comme au premier, celui de *frisson d'entrée.*

Sur la sortie du bain froid, il ne règne qu'une voix, et on est unanimement d'accord qu'elle doit être prompte et brusque, suivie immédiatement de quelques frictions, en essuyant et habillant le corps lestement, surtout les parties dont la chaleur doit revenir le plus tôt, et puis d'un doux exercice, s'il est possible, au grand air.

5° Comme il est bien plus difficile de donner dans les extrêmes, relativement à la quantité d'eau froide prise à l'*intérieur*, vu que par la disposition organique on ne peut guère en user que peu à peu, et non d'une manière subite et en quantité arbitraire, les règles générales de précaution à cet égard sont aussi plus rares; mais elles sont, d'un autre côté, d'autant plus importantes à connaître et plus essentielles à observer, que l'usage de l'eau à l'intérieur est plus généralement répandu, plus facile à toute heure et en toute circonstance, que son besoin est urgent et plus impérieux, et qu'enfin une petite quantité prise en temps inopportun cause souvent de longues maladies, et même la mort, à bien des jeunes personnes imprudentes.

On se gardera donc de boire immodérément et immédiatement après qu'un organe essentiel à la vie a été fatigué ou très-échauffé, comme les poumons après une longue course, une danse ou autre exercice violent; comme la bouche, l'estomac, après avoir ingéré des mets ou des boissons très-chauds; de même qu'on se gardera de boire ou de manger très-chaudement après qu'on aura bu de l'eau froide, car l'une et l'autre transition subite sont nuisibles et entraînent avec elles des suites fâcheuses pour les organes qui en sont le plus directement atteints.

Durant une transpiration générale et non provoquée par des agents qui fatiguent et épuisent en même temps l'organisme, on boit impunément toutes les fois qu'on a la précaution de ne pas laisser refroidir le corps immédiatement après, mais de le tenir à peu près au même degré de température, comme on le voit toujours dans les pays chauds, et, en été chez nous, surtout dans nos campagnes, chez les laboureurs, les moissonneurs, etc.

Dans une émotion d'âme quelconque, un verre d'eau froide produit souvent de meilleurs effets, pour faire naître le calme, que tout autre moyen, soit physique, soit moral; mais la quantité trop grande serait suivie d'effets contraires, comme quelques gouttes d'eau froide jetées à la figure d'une personne tombée en défaillance la raniment aussitôt, tandis qu'une plus grande quantité l'accablerait davantage.

Dans l'état de vacuité et de réplétion, l'estomac ne supporte guère qu'une mince quantité d'eau froide, tandis que, dans un état qui tient le milieu entre les deux précédents, il en supporte des quantités considérables. Enfin, immédiatement après et avant le bain froid, on peut en boire modérément; mais durant le bain on s'en abstiendra tout à fait.

Voilà à peu près les *généralités* qu'on peut établir à l'égard de l'*usage hygiénique* de l'eau froide en bain et en boisson, pratiqué avec les *précautions* nécessaires. Entrons maintenant en quelques détails relativement à ce même usage *modifié* et *influencé* par les circonstances du temps, du lieu, de la vie sociale, privée et individuelle de l'homme.

II. Les Règles spéciales concernant l'usage diététique de l'eau froide à l'extérieur et à l'intérieur, se rattachent étroitement à diverses circonstances qui viennent influencer l'action de cet élément sur l'organisme et en modifier les circonstances, qu'il est essentiel et nécessaire de connaître ici, sont de nature différente, et pour la plupart indépendantes de la volonté de l'homme. Les unes tiennent aux phénomènes célestes, aux lois physiques générales et immuables ; les autres aux relations sociales du genre humain, aux habitudes généralement reçues ; et une troisième série concerne exclusivement la personnalité et l'individualité de chacun.

Nous aurons donc à considérer, en premier lieu, l'influence du *climat*, de la *saison*, de la *température*, de la *constitution médicale*, ou du caractère des maladies régnantes, et les différentes époques du *jour* et de la *nuit*. Ensuite, les rapports de la vie sociale, dans laquelle l'homme en santé se dirige d'après ces dernières pour régler ses heures de *travail* et de *repos*, de *veille* et de *sommeil*, ses *repas*, ses *vêtements*, et, en un mot, son régime de vie publique et privée. Viennent enfin à considérer les circonstances purement individuelles, telles que l'*âge*, le *sexe*, le *tempérament*, la *constitution physique*, les *prédispositions* héréditaires ou acquises, la *disposition morale*, les *idiosyncrasies* et les *occupations*.

Tous ces points et une infinité d'autres, individuels et accidentels, méritent, d'après le degré de leur valeur et leurs nuances innombrables, la plus grande attention pour l'observance et les modifications des règles générales relatives à l'usage hygiénique de l'eau commune et froide.

CIRCONSTANCES
du temps et du lieu.

Le CLIMAT qui, en général, exerce une influence si puissante sur la détermination de la condition physique et morale de l'homme, ne mérite pas moins l'attention particulière du baigneur et du buveur d'eau froide. Dans les pays chauds, et surtout dans les régions équatoriales, où, par un été éternel, les tissus organiques du corps sont dans une expansion continuelle, où, en conséquence, la vie extérieure est très-active, la sensibilité grande et le système veineux prépondérant, le bain froid et les boissons rafraîchissantes deviennent un besoin urgent, et les refroidissements sont très-rares, mais aussi très-funestes. Dans les pays froids, au contraire, où les tissus ont plus de consistance à cause d'une contraction continuelle, la sensibilité est plus émoussée, l'activité nerveuse plus restreinte à la vie intérieure, le système artériel prédomine, la transpiration est plus insensible et les sueurs rares. D'où il vient que les Russes et autres peuples du Nord sentent peu le besoin du bain froid seul, mais ils le combinent avec le bain de vapeur, avec le massage, le frottement et les frictions fortes, qui les rendent tellement insensibles à la rudesse de leur climat, qu'un Finlandais supporte, d'après des relations accréditées, sans aucune suite fâcheuse, un changement subit de température de — 50° à — 30° *R*.

Nos climats se rapprochant en été plus des

premiers et en hiver plus des derniers, ce sont en général les bains froids qui nous conviennent le mieux durant la belle saison, et les bains chauds durant le froid, pour autant que nous voulons nous conformer à la température extérieure, et non pas à celle que nous nous créons à volonté et au besoin dans nos habitations, où l'usage de l'eau froide est tout aussi salutaire durant la saison froide, qu'il est nécessaire dans les grandes chaleurs.

Les SAISONS ont toujours, plus que toute autre circonstance extérieure, déterminé l'homme dans le choix et dirigé dans l'usage des bains ; et, se laissant guider plutôt par le sentiment de ce qui est agréable et recherché, que par ce qui est réellement bon, utile et naturel, la saison des bains et les besoins pour l'eau froide en boisson ont été de plus en plus restreints et bornés.

En effet, les mois de juillet et d'août paraissent, de nos jours, seuls privilégiés à procurer et répandre les bienfaits des bains. Et encore si on les recherchait à cette époque, effectivement la plus favorable dans nos climats, pour un but purement sanitaire, comme le fait l'artisan qui est réduit au bain de la rivière la plus voisine à son atelier. Mais les eaux sont plutôt devenus des lieux de rendez-vous pour les joueurs, les curieux et le grand monde. Bien loin de vouloir ici révoquer en doute ou contester le mérite et les effets salutaires des bains, et moins encore du changement d'air, de nourriture, d'occupations et de tout ce qui nous environne, que l'on cherche dans des endroits distants du foyer natal, je veux seulement faire remarquer que, le plus grand nombre de fois, on baignerait aussi bien dans sa contrée et chez soi que tout ailleurs; qu'on a toujours tort de restreindre l'usage du bain de telle sorte, et de ne point en prendre que durant le court espace de la belle saison, qui ne peut jamais suffire pour toute l'année.

Ces torts sont d'autant plus grands et impardonnables, qu'il est démontré historiquement par la conduite pratique des peuples du Nord et du Midi, et comme nous le voyons journellement encore parmi nous, que, eu égard aux conditions purement locales et aux différents modes d'application, on peut continuer à l'extérieur l'usage de l'eau froide, comme on le fait à l'intérieur, c'est-à-dire, dans toutes les saisons.

C'est même là le seul moyen facile et sûr de se prémunir uniformément et d'une manière durable contre l'influence du *changement des saisons*, et de se préserver ainsi des affections catarrhales, rhumatismales, muqueuses, nerveuses, etc., qu'on voit d'année en année gagner plus d'empire sur une génération qui s'éloigne de plus en plus des voies simples de la Nature.

En *été*, les bains, les lotions, les boissons d'eau froide, réunissent à la qualité d'être utiles et salutaires, encore celles d'être rafraichissants et agréables; et ce n'est souvent que pour cette dernière qu'on en use dans cette saison. Ils répriment, en affermissant la peau, la trop grande abondance de sueurs qui affaiblissent, d'un côté, et exposent si facilement aux froids, de l'autre. Ils garantissent, en activant les fonctions d'absorption et de sécrétion, et en tonifiant les tissus relachés par la chaleur, contre la mauvaise influence des exhalaisons miasmatiques et méphitiques causées par l'ardeur du soleil d'été.

Il faut regarder comme simple préjugé populaire la croyance que, durant la canicule, l'usage des bains soit nuisible, et attribuer les mauvais effets qu'on a pu observer à cette époque à toute autre cause qu'à l'influence des astres; les rayons du soleil seuls, qui en ce temps dardent le plus perpendiculairement sur la tête et le corps du baignant au grand air, sans les précautions nécessaires, sont capables déjà de produire ces mauvais effets, et les produisent le plus souvent.

En *hiver*, la saison la plus dure et la moins favorable à toute la nature vivante, le froid sec ou humide, tel que nous l'amène ordinairement ici le vent du nord-est, ou celui du sud-ouest, règne, et la presque totalité de nos habitants ont peur, sinon horreur du bain froid. On le fuit autant et plus encore qu'on le recherche dans la saison opposée. Aussi les rivières, les canaux et les étangs, lieux communs aux baigneurs de la classe la plus nombreuse, ne sont point praticables. On est réduit aux établissements et aux bains domestiques, qui malheureusement, comme nous l'avons déjà dit plus haut, ne répondent guère d'une manière satisfaisante au but vraiment sanitaire.

Cependant, dans cette saison morte, où la vie végétative, de même que tout dans la nature, languit ; où les organes internes de l'organisme sont presque seuls chargés des fonctions absorbantes et sécrétoires, rien n'est plus utile, n'est plus salutaire que les bains, les lotions froides, la boisson d'eau fraîche et pure. On maintient ainsi, d'un côté, les bons effets qu'on en a obtenus durant la belle saison ; on empêche la peau de céder à cette tendance générale d'un retrait de l'activité vitale de la périphérie au centre ; et, de l'autre côté, la masse du sang, qui tend à s'accumuler trop à l'intérieur, est réprimée, la circulation des humeurs est rendue facile, uniforme, et l'équilibre nécessaire est conservé.

En faisant usage du bain froid en hiver, on ne doit jamais mettre de trop longs intervalles de l'un à l'autre, parce que l'habitude se perd plus facilement qu'on en sent moins le besoin, et à chaque reprise il faut de nouvelles précautions.

Au *printemps* et en *automne*, dans ces deux saisons de transition, où des changements notables dans les qualités de l'atmosphère, dans la longueur des jours, et par suite de mutations nombreuses, dans tous les êtres organisés, ont lieu, les soins hygiéniques doivent redoubler. L'organisme a besoin d'être préparé, d'un côté, à cet état d'expansion générale que causeront les chaleurs de l'été ; et, de l'autre, à un état contraire pour la saison morte. Par des transitions bien ménagées, on passe de l'un à l'autre de ces deux extrêmes sans encourir le moindre inconvénient pour la santé du corps.

Ces deux époques de l'année étant caractérisées par une température toujours très-variable, il faut, en conséquence, varier les soins et les précautions. On ne se laissera donc pas trop facilement déterminer à reprendre tout de suite l'habit d'été au retour des premiers rayons du soleil printanier, dont la terre, froide encore, absorbe si facilement la chaleur ; et on se gardera également de se laisser surprendre par les premiers froids de l'arrière-saison, qui ne manquent jamais de victimes dans nos climats.

C'est encore et plus que toute autre chose, l'usage non interrompu de l'eau froide qui garantit le plus sûrement et préserve le mieux des inconvénients attachés à ces deux temps riches en rhumes, catarrhes, etc., qu'on prévient si facilement par des lotions continues, des bains de bouche, de nez et autres. Les affections occasionnelles et habituelles chez certaines personnes, à ces époques, ne se montreront plus chez celles qui s'en seront prémunies de cette façon. Encore ne connaît-on pas de meilleur et de plus simple moyen que l'emploi de l'eau froide, et, ici surtout, en forme de pluie fine, contre l'influence puissante qu'exerce sur les organes de sensibilité des personnes nerveuses le fluide électrique, qui, au printemps abandonne de nouveau le réservoir commun, la terre, se répand dans l'atmosphère et la pénètre abondamment, pour éclater après en orage, ou s'équilibrer par une rosée forte ou une douce pluie.

La TEMPÉRATURE s'entend de l'état de l'air atmosphérique, tantôt sec, tantôt humide, tantôt chaud, tantôt froid, par une fois; d'autres fois chargé de fluide électrique, de substances animales ou végétales volatisées et gazeuses, influant toujours fortement sur la santé et la constitution épidémique ou endémique des localités. Elle diffère suivant les climats, les saisons, les lieux et même les époques du jour et de la nuit. Elle intéresse à un haut degré l'état de santé générale et individuelle, une circonstance à laquelle les anciens faisaient plus d'attention dans leur pratique que les modernes, comme l'attestent leurs ouvrages à cet égard, et à la tête desquels on doit placer l'excellent traité de l'air et de l'eau, par le Père de la Médecine.

Cet état de choses étant entièrement en dehors de notre volonté, et ne pouvant créer qu'une température factice et limitée à nos habitations, nous devons nécessairement nous prémunir contre les effets nuisibles de ces changements continuels, brusques souvent et surprenants. Non qu'il faille pour cela se confiner dans des appartements bien chauffés et fermés à tout accès de l'air froid : certes, on ne ferait de cette façon qu'empirer les choses et aggraver le mal ; mais on doit, pour se soustraire à son influence nuisible, apprendre à braver les intempéries de toutes saisons, non pas en s'exposant intempestivement et sans y être préparé au préalable, mais bien en usant, par une douce gradation dans son emploi, de l'eau froide et de l'exercice au grand air. Au lieu de s'énerver et de rehausser de plus en plus la sensibilité par une température douce, toujours graduée, on s'endurcit, au contraire, contre les vicissitudes de l'atmosphère, et en même temps contre les affections qui en sont ordinairement les suites. C'est le moyen par excellence pour braver les premières et empêcher les autres de venir nous rendre amère l'existence et abréger la vie.

Un ciel à demi couvert est toujours plus favorable au bain en plein air qu'un soleil ardent; le temps sec et froid favorise en général les effets du bain, et le temps humide et pluvieux n'en est pas une contre-indication. Cependant, des observateurs déconseillent de prendre un bain dans un lieu exposé au grand air, immédiatement après un orage, parce que très-souvent son usage est suivi alors, comme ils prétendent, de fièvres intermittentes aussi tenaces que celles que cause la proximité des marais et autres eaux stagnantes et bourbeuses.

Le LIEU que l'on habite et le CARACTÈRE des maladies qui y règnent ordinairement ou accidentellement, ne doivent pas moins fixer l'attention du buveur d'eau et de l'amateur de bains, que celle du médecin praticien et observateur. Les premiers soins de l'un et de l'autre doivent se diriger sur la qualité des eaux de la localité qu'on habite. Pour les bains, il faut toujours éviter celles qu'on nomme mortes, les eaux bourbeuses et marécageuses ; il faut même fuir les places qui sont balayées par les vents traversant ces sortes d'eaux. La qualité qui distingue la bonne eau pour boisson est également celle qui convient bien aussi pour la peau.

Pour les nouveaux établissements hydriatiques, on préfère les endroits bien élevés, bien aérés, abondant en sources d'eau riche en acide carbonique, ayant également de beaux sites bien variés et boisés pour les promenades et autres agréments pareils, sans être exposés à des courants de vents nuisibles, comme ceux qui passent dans des gorges de montagnes ou qui viennent d'autres lieux malsains. Chez soi, à domicile, on use de la meilleure eau que la localité fournit, et dont on corrige, par des procédés artificiels, la qualité, quand elle n'est pas bonne par elle-même, soit pour la boisson, soit pour le bain.

Très-souvent le caractère épidémique de différentes affections, telles que diarrhées, dyssenteries, fièvres de diverses espèces, dérangements multiples de l'organe digestif, des goîtres, etc., incommodant les habitants de certaines localités, est dû à la mauvaise qualité d'eau plutôt qu'à l'état de l'air atmosphérique et autres causes. Aussi peut-on dire que c'est toujours commettre une grande imprudence que de faire usage, soit en hygiène, soit en médecine, d'une eau dont on ne connaît pas d'avance la qualité ; et si le goût seul ne suffit pas, il faut avoir recours à l'art et aux connaissances chimiques.

Les ÉPOQUES, même les HEURES du JOUR et de la NUIT, influent également sur les effets de l'usage diététique de l'eau froide, soit pour préciser mieux les moments favorables et propres à son emploi, soit à cause de la différence dans la température, soit enfin relativement aux occupations et aux habitudes de l'homme. Si nous divisons le jour en deux grandes parties égales, coupées par l'heure de midi, sans avoir égard encore à l'habitude de régler les repas, nous trouvons les autorités qui ont traité cette matière, les unes se prononçant plus spécialement pour les heures d'avant, et les autres pour celles d'après midi. Cette dissidence n'est cependant que relative, et nous prouve même que l'une et l'autre de ces deux époques est favorable à cet usage, sans s'exclure mutuellement pour cela.

En effet, les bains de saison, pris au grand air, sont généralement le plus favorisés par le temps, de neuf à onze heures du matin et celui de quatre à six de relevée, où la température est la moyenne et l'organisme le mieux disposé, si c'est après la digestion du déjeûner, d'un côté, et après celle du dîner, de l'autre. Aux heures du grand matin et du soir, il fait ordinairement trop froid ou trop humide, et on s'expose à de mauvaises suites, tandis que les heures de midi sont ordinairement contre-indiquées par une disposition atmosphérique contraire.

Les lotions générales et partielles trouvent le plus de fauteurs aux heures qui suivent immédiatement le lever et précèdent le coucher. La première de ces pratiques surtout contribue autant à éveiller le corps et l'esprit, qu'à les disposer l'un et l'autre aux travaux de la journée ; tandis que celle du soir, tout en procurant ordinairement un bon délassement et puis un doux repos pour la nuit, exige déjà plus de restrictions. Dans les établissements à ce destinés, le temps est divisé, et règle en conséquence le but qu'on se propose d'atteindre; tandis que, chez soi, on dirige le choix des bains d'après ses moyens et sa commodité, et le temps d'après les dispositions particulières et celles de la maison, dont l'une et l'autre a ses avantages et ses inconvénients à peser pour chaque cas particulier.

Quant à l'usage interne, soit sous forme de bain, soit en boisson, il est généralement reconnu que le temps du matin mérite la préférence à tout égard, quoiqu'on puisse boire et faire avec avantages des injections à toute heure de la journée. A jeûn, l'estomac est plus susceptible d'éprouver l'impression salutaire d'une eau fraîche et pure. Un bon verre pris alors produit plus d'effet que deux ou trois plus tard ; c'est le moment reconnu incontestablement le plus avantageux de toute la journée et dans toutes saisons. On se fait très-facilement à cette habitude ; on augmente ou diminue, selon le goût et le besoin, la quantité d'eau toujours fraîche et pure dont on n'a jamais eu qu'à se louer. Après le déjeûner, un verre d'eau vient encore bien, ainsi qu'à toute heure de la matinée. Durant le dîner, on n'en boira que modérément, et on s'en abstiendra immédiatement après, jusqu'à la première digestion faite et que la soif se déclare de nouveau, sans suivre ici (en hygiène) l'exemple d'un enthousiasme outré, qui veut qu'on boive *toujours* des quantités énormes.

Le soir, quand on soupe, on s'y prend de la même manière que pour le dîner ; et, plus tard, après s'être bien rincé la bouche, on boit très-modérément, vu que, durant la nuit, une trop grande sécrétion d'urine pourrait incommoder et empêcher le sommeil. A toute heure de la nuit qu'on s'éveille, on peut boire impunément et avec avantage un demi-verre d'eau, qu'on tâchera cependant de tenir aussi fraîche que possible.

CIRCONSTANCES

de la vie sociale et pratique.

Les institutions d'ÉTAT SOCIAL, dans lequel l'homme civilisé est contraint de vivre, ne sont pas sans influence sur sa santé. C'est ainsi qu'une vie bien réglée et dégagée des soucis et des peines attachés au tourbillon du monde, s'est toujours montrée favorable à la longévité, tandis que le contraire contribue, pour l'ordinaire, à abréger l'existence et la rendre parfois pénible.

La nature humaine ne supporte guère les extrêmes, et l'histoire de tous les peuples nous montre que l'état de leur plus grande prospérité, où le luxe, les plaisirs recherchés, les goûts raffinés, s'emparaient de la masse, ne leur fut pas moins funeste que l'état sauvage, où ils étaient continuellement en but aux bêtes féroces et à toutes les influences des éléments hostiles. Un état mitoyen, tenant le beau milieu entre la nature et l'art, participant aux avantages de l'un sans abandonner la voie de l'autre, semble le mieux s'accommoder avec notre position, depuis les plus hautes institutions jusque dans l'emploi diététique de l'eau, qui nous occupe ici, et qui n'exclut pas scrupuleusement l'usage modéré d'autres boissons pour l'âge adulte.

Les heures du TRAVAIL ou de l'exercice, du REPOS, du LEVER et du COUCHER, doivent être réglées tout aussi bien que le *régime alimentaire* et la manière de *se vêtir*. Toutes les circonstances et les conditions de la vie doivent être en harmonie avec l'usage simple et continu de l'eau, si on veut en tirer les avantages si brillants et tant vantés. L'homme n'est que trop enclin, et dans les grandes villes surtout, à intervertir l'ordre établi par la nature ; il aime à changer la nuit en jour et le jour en nuit, oubliant ou ne comprenant pas que tôt ou tard ce genre de vie doit entraîner de mauvaises suites. A cet ordre établi tous les êtres vivants sont plus fidèles que l'homme, et ce n'est que trop tard, pour l'ordinaire, qu'il s'aperçoit de quelle manière il s'est frustré d'un bonheur dont il aurait pu jouir dans ses vieux jours.

Il est généralement reconnu que les meilleures heures pour un sommeil profond et réparateur, celles qui précèdent immédiatement minuit, et la plus belle partie du jour, celle du grand matin, ne doivent point être perdues ou mal employées ni par l'ami de l'eau froide, ni par quiconque tient à atteindre un âge bien avancé et exempt d'infirmités, si communes à cette dernière époque de la vie. Ici encore, l'homme devrait, avec tout son savoir, prendre leçon à l'exemple d'autres êtres moins intelligents, mais plus fidèles à la nature que lui.

Après six à sept heures de bon sommeil, une personne bien portante et forte ne dort plus; elle ne fait que sommeiller, et un séjour prolongé au lit est loin d'être profitable; il rend au contraire indolent, paresseux, et énerve la constitution du corps autant que les longues veilles.

L'habitude de se coucher et de se lever de bonne heure, de faire régulièrement de l'exercice en plein air, de se choisir des travaux proportionnés à ses forces, soit physiques, soit morales, de ne point excéder ni les heures d'occupations, ni celles de repos; une table frugale, se composant d'aliments sains, naturels et peu diversifiés; l'usage de l'eau fraîche et pure, l'éloignement de toute liqueur spiritueuse et de tout vêtement qui gêne ou amollit le corps, sont toutes choses pratiquées par la presque totalité des personnes remarquables par leur grande longévité.

Quant aux VÊTEMENTS et au régime des aliments et des boissons, en particulier encore de ceux qui font usage de l'eau froide, nous ajouterons, relativement aux premiers, que, destinés primordialement à couvrir la nudité et à soustraire le corps aux injures de l'intempérie, ils ne doivent point gêner le libre jeu des organes, ni entraver la fonction transpiratoire de la peau. Ils doivent moins encore, par une excitation continuelle, amollir cette dernière et la rendre ainsi trop susceptible de refroidissement et inapte à recevoir l'impression salutaire du bain froid, dont les habillements trop chauds détruisent tous les bons effets.

Après un court usage du bain froid, on peut déjà impunément déposer la flanelle et autres vêtements semblables, pourvu qu'on procède toujours par une gradation bien ménagée, et qu'on ne fasse rien intempestivement, surtout dans nos climats à température si variable, où il faut non-seulement avoir en vue la saison, mais les jours, et même les époques du jour.

Le RÉGIME ALIMENTAIRE en général, la quantité et plus encore la qualité des aliments et des boissons, méritent, à certains égards, encore l'attention particulière des baigneurs et des buveurs d'eau froide. Soit qu'on règle le repas sur le temps qu'on a trouvé le mieux convenir pour le bain, soit, au contraire, qu'on règle l'usage de ce dernier sur l'ordre des repas habituels, toujours faut-il s'arranger en sorte que l'un ne vienne point empêcher ou détruire les bons effets de l'autre. Or, s'il est dangereux de se baigner trop tôt après un bon repas, il ne l'est pas moins de satisfaire largement son appétit tout au sortir du bain ; car l'activité vitale opérant en ce moment la réaction, est trop dirigée vers la périphérie pour pouvoir la rappeler impunément vers l'estomac, en chargeant de suite ce dernier d'une quantité considérable d'aliments. Quant à l'appétit des boissons, on peut déjà avec moins de danger le satisfaire en sortant du bain froid, surtout par un bon verre d'eau fraîche, qui convient mieux que tout autre *petit verre* à la mode dans les lieux de bains de mer ou de bains froids. En général, rien ne s'accommode moins avec l'usage de l'eau froide que les boissons spiritueuses et échauffantes ; elles en détruisent tous les bons effets.

Un régime alimentaire plus froid et rafraîchissant que chaud et échauffant, a de tout temps été recommandé comme tonique et préservant d'une trop grande mollesse et flaccidité des tissus organiques; et c'est ici, en harmonie avec l'usage extérieur et intérieur de l'eau froide, que ce principe trouve son application pleine et entière. Les aliments peuvent être d'autant plus solides et doivent être d'autant moins épicés, que l'appétit et avec lui les forces digestives augmentent; mais trop de crudités, de substances grasses, lourdes et peu alibiles, sont toujours de difficile digestion, et peu profitables à la nutrition du corps. Ce n'est qu'une mauvaise habitude, et pas un besoin réel, que de consommer journellement des quantités énormes d'aliments, vu que l'organisme n'a besoin pour son entretien que d'une mesure donnée, qu'il serait facile à chacun de trouver en l'observant avec un peu d'attention, et qu'il est toujours contraire aux lois de la nature et de la bienséance d'outre-passer.

CIRCONSTANCES
des personnes et des individus.

L'âge, en général, et les différentes époques

de la vie doivent être pris en considération pour se décider à l'usage de l'eau froide à l'extérieur et le continuer. Sur les deux extrêmes de la vie humaine, l'enfance et la vieillesse, les opinions sont divisées par rapport à l'emploi des bains froids. Sans donner dans les excès des uns, qui veulent qu'on plonge, à l'imitation de quelques peuplades anciennes, le nouveau-né dans l'eau froide des rivières, ni dans les excès opposés de ceux qui éloignent avec le plus grand soin de ces petits êtres tout ce qui a seulement le nom de *froid*, et les élèvent comme de jeunes plantes dans une serre, en leur préparant ainsi une complexion molle, faible et fragile, on peut franchement et sans crainte, mais avec les précautions nécessaires, commencer à laver l'enfant dès sa naissance avec de l'eau un peu tiède d'abord, et plus fraîche et froide, en allant par degré, à mesure qu'il se développe, et la lui donner en boisson également, mêlée à un peu de lait d'abord, et ensuite fraîche et pure, comme elle vient d'une bonne source. C'est ici, plus que partout ailleurs, le cas de dire que l'eau est la boisson naturelle de l'homme; et, en vérité, elle convient, après le lait maternel, *seule* à l'enfant. Les lotions douces et les bains généraux de courte durée conviennent le mieux pour la peau tendre et halitueuse dans cet âge de développement et de vie extérieure par excellence; lequel développement il s'agit de favoriser de la manière la plus simple et la plus conforme aux procédés de la nature, en évitant surtout toute excitation précoce et tout développement *partiel* aux dépens du reste de l'organisme.

Chez les vieillards, au contraire, la vie extérieure est moins prononcée, la peau est moins perméable, plus sèche et coriace, la masse du sang se porte déjà par là même plus vers les organes internes, et les bains froids sont pour l'ordinaire contre-indiqués pour ceux qui n'y sont point habitués dès longtemps, et contraires à la santé de ceux surtout qui voudraient s'y mettre plus promptement que la vigueur de leur âge et la force de réagir ne le permettent. Les bains tempérés leur conviennent en général mieux que tous autres. Pour l'usage de l'eau froide en boisson, il faut avoir les mêmes égards dans la vieillesse, quoiqu'avec moins de restrictions que dans le cas précédent, car un verre d'eau pris à propos convient à tout âge, même à ceux qui n'en ont pas la moindre habitude.

L'âge mitoyen est donc, sous tous les rapports, celui qui est le plus propre à l'usage large et hardi de l'eau, surtout lorsque le système sanguin prédomine : ce qui a lieu dans la grande majorité des cas. Les différents changements qui s'opèrent dans l'organisme durant son développement, surtout vers l'époque de la puberté de l'un et de l'autre sexe, bien qu'ils ne soient pas des contre-indications directes et absolues des bains froids, méritent néanmoins des égards particuliers et des précautions conformes aux forces de l'individu.

La différence du SEXE n'entre pas moins en considération à cet égard. La femme est, en général, par sa plus grande sensibilité, aussi plus susceptible d'impressions extérieures et intérieures que l'homme. Il faut, en conséquence, habituer les personnes du sexe plus lentement, et par des gradations moins marquantes, à l'usage du bain froid, et d'un autre côté, ne pas les priver trop brusquement et complètement de leurs boissons favorites, telles que le café, le thé, etc., pour les remplacer en majeure partie par une autre beaucoup plus convenable à leur nature, quoique, pour le commencement, quelquefois un peu moins agréable à leur goût, par l'eau fraîche et froide.

Les formes de bains les plus douces, dont celle de pluie fine l'emporte sans contredit sur toutes les autres et mérite la préférence, s'accommodent le mieux avec leur complexion délicate et les préservent assurément d'une trop grande et gênante sensibilité, qui fait le tourment de tant de personnes du sexe. L'eau fraîche et de bonne qualité, employée à propos et avec méthode, renferme et remplace tous les prétendus secrets de toilette, les essences, pommades et eaux cosmétiques, quel qu'en soit le nom pompeux ou baroque. Seule capable de favoriser et de conserver la souplesse, la finesse, la fraîcheur et la beauté de la peau, au lieu de lui donner tôt ou tard ce teint étiolé, jaune et blême, si commun dans les grandes villes, elle n'expose à aucun inconvénient, à aucun danger, qu'entraînent ordinairement ces drogues. C'est elle qui constitue le véritable élixir, le thé, l'eau de longue vie, que la nature nous distille.

Bien plus que chez l'homme, il y a chez la femme des circonstances qui activent son attention propre, comme celle du médecin, et méritent, à l'égard du bain froid, comme de beaucoup d'autres jouissances, des ménagements plus ou moins scrupuleux, selon l'habitude des personnes. Quant à l'usage modéré d'une eau fraîche et bonne en boisson, elle convient à la femme comme à l'homme.

Le TEMPÉRAMENT et la CONSTITUTION individuelle exercent une influence plus grande encore sur la conduite à tenir dans l'usage de l'eau froide, que la différence du sexe; et les anciens attachaient déjà beaucoup d'importance à ce point d'observation pratique. Les personnes d'une constitution faible, molle et délicate, d'un tempérament nerveux, humide et lymphatique, doivent toujours procéder avec plus de ménagement et de précaution, que ce caractère est plus prononcé, et elles tireront de l'usage modéré et *continu* des bains froids des fruits d'autant plus précieux et des effets bienfaisants, que leur complexion a besoin d'être corroborée et consolidée. Un ancien auteur anglais, dans un traité sur les bains, n'hésite pas d'affirmer que, pour les personnes débiles, un bain permanent à demeure est un meuble aussi nécessaire qu'une table et un lit, pour en faire journellement usage, avec la précaution de s'arroser toujours la tête avant d'y plonger tout le corps.

Les tempéraments secs, bilieux, colériques et chagrins, avec prédominance du système veineux, avec une grande rigidité ou une grande flaccidité des chairs, se trouvent parfaitement bien de l'usage des bains froids ; mais ces mêmes personnes, ainsi que celles d'une constitution très-faible, doivent prudemment graduer leur température, éviter, bien plus que tout autre, les transitions rapides, et n'y point rester longtemps, surtout pour les premiers essais, quelque bien elles puissent s'en trouver.

Les constitutions fortes et robustes, au contraire, les tempéraments sanguins et vigoureux, gais et ouverts, n'exigent que peu de précautions relatives à la température et à la durée du bain froid ; il produit son effet d'autant mieux sur eux, qu'il agit promptement et provoque une réaction énergique.

Pour l'usage interne, les considérations sont à cet égard les mêmes ; et on peut avancer, en thèse générale, qu'il n'existe pas de constitution qui ne permette, sauf quelques restrictions, l'usage des bains froids, à moins qu'elle ne cache une prédisposition prononcée à telle ou telle autre affection grave et incompatible avec cette pratique.

Les PRÉDISPOSITIONS particulières, accidentelles ou héréditaires à des maladies dangereuses et mortelles, constituent une des circonstances personnelles les plus difficiles et en même temps les plus importantes à connaître ; parce que parfois ces germes morbides cachés dans l'organisme entraînent une contre-indication complète des bains froids ; d'autres fois ils sont entièrement étouffés par leur usage bien ordonné. Ces considérations étant plutôt du domaine de la médecine que de celui de l'hygiène, nous ne ferons qu'indiquer quelques-unes de ces prédispositions qui méritent le plus de circonspection et de précautions à l'égard du bain froid. Telle est la prédisposition à l'apoplexie des personnes à cou court et gros, figure rouge, bouffie, yeux saillants, ayant déjà eu à souffrir d'une paralysie partielle, d'une fièvre, d'une inflammation cérébrale, de vertiges et de bourdonnement dans les oreilles. Telles sont : la disposition aux inflammations de l'arrière-bouche et du larynx, accompagnées de toux sèche et de raucité de la voix; la tendance aux crachements de sang dans les constitutions frêles et maigres, à poitrine aplatie, épaules et omoplates saillantes, aux maladies inflammatoires et organiques du cœur.

Les dispositions aux affections abdominales, telles que diarrhées, coliques, etc., sont moins à craindre et guérissent même facilement par l'usage du bain froid, de même que les dispositions au rhumatisme, à la goutte, etc.

Toutes ces dispositions, y comprises même celles aux exanthèmes, éruptions cutanées de tout genre, demandent beaucoup plus de précautions, à l'égard des bains froids, surtout ceux de forme forte, qui sont souvent entièrement interdits, qu'à l'égard des boissons de cette nature.

Enfin, les HABITUDES, la DISPOSITION MORALE, les IDIOSYNCRASIES, le goût ou la répugnance pour le bain froid et la boisson d'eau fraîche, doivent être soigneusement consultés par le médecin.

et les personnes mêmes qui se décident pour cette pratique. En effet, l'expérience journalière apprend que ces circonstances individuelles exercent une influence tellement puissante sur le moral de l'homme, que souvent on a vu des moyens employés à contre-cœur du souffrant produire des effets contraires à ceux qu'on avait droit d'en attendre.

L'habitude règle le mieux la durée, la température et la fréquence du bain froid, et en même temps la quantité d'eau fraîche à boire. Les préjugés ont de tout temps été funestes à l'art de conserver et de rétablir la santé de l'homme; des idées fausses de la véritable civilisation le font rechercher tout ce qui procure des impressions agréables, des jouissances à la mode, et lui font perdre ainsi le goût pour tout ce qui est simple, naturel, et, par cela même, pour lui trop *commun*. On veut de l'*art* en tout, et toute la vie deviendra ainsi *artificielle*, ce que prouve déjà l'expression, *art* de conserver la santé, tandis que la nature seule devrait, dans sa simplicité, présider à cette tâche importante.

Le goût et le désir, au contraire, de prendre le bain froid, le plaisir, la confiance et la gaîté avec lesquels on s'y rend et s'y remue, en font toujours immanquablement mieux ressortir les vertus et en rehaussent les effets. Les soins, les inquiétudes et les craintes de toutes espèces, les idées sombres et mélancoliques, en empêchent autant les bienfaits, que les conditions précédentes les favorisent. Avant de s'y rendre, il faut dépouiller l'âme de toute crainte et pressentiment de mal, comme on dépouille le corps des vètements qui le recouvrent. C'est de cette manière que l'usage de l'eau froide devient le meilleur et le plus puissant préservatif dans les moments critiques de la vie, qui menacent la santé publique et privée, comme dans les temps de calamités générales, de maladies contagieuses et épidémiques.

Quant au *régime* à observer et à la *conduite*, en général, à tenir par ceux qui désirent tirer les avantages réels attachés à l'emploi bien suivi de l'eau froide en bain et en boisson, on ne saurait guère l'exprimer mieux en peu de mots que ne l'a fait Kahtlor, dans son ouvrage sur les bains publics et domestiques (Vienne 1822).

dont voici le passage : « L'utilité pratique des bains ne peut se manifester que dans les cas où la manière de vivre ne contrarie point leurs effets. A quoi nous servirait-il de rehausser et d'activer la vie intérieure et extérieure par leur usage, si, par l'intempérance de manger et de boire, si, en abrégeant ou prolongeant outre mesure le sommeil nécessaire, si, par l'oisiveté du corps et l'ennui de l'esprit et par des excès de différentes espèces, on s'opposait à leurs effets salutaires? Qu'aurait-on gagné d'avoir mis la peau à même de tirer de l'air et de la lumière une nouvelle vie et des charmes juvenils, si après cela on se renfermait dans des appartements inaccessibles à ces excitants? Qu'aurait-on atteint, en éveillant et corroborant le goût pour la gaîté et le plaisir à la vie, si on l'anéantissait de nouveau par un mécontentement de soi-même et de ceux qui nous entourent, ainsi que par d'autres tourments de la vie?

» Veut-on aussi que les bains portent des fruits durables, il est nécessaire, même indispensable, que leurs effets soit aidés et non troublés. Modération dans les désirs et les jouissances, activité utile sans exagération, exercice fréquent et joyeux au grand air, calme et gaîté de l'âme, voilà ce qui doit proprement accompagner et suivre l'usage des bains. »

III. Règles particulières *pour l'usage diététique du bain de pluie fine.* — La question de savoir quel est le mode de bain qui remplit le mieux, sous le plus grand nombre de rapports, le but hygiénique dans toute son étendue, ou qui répond le mieux et le plus largement à toutes les circonstances de la vie sociale et privée que nous avons passées en revue, doit nécessairement se décider en faveur du bain de pluie fine, qui souvent trouve encore son application là où toutes les autres formes sont interdites à cause de leur action forte et intense, ou de la difficulté de leur emploi.

En vérité, aux nombreux avantages que nous avons déjà mentionnés, surtout relativement à l'économie et à la commodité, ce bain en réunit bien d'autres, purement hygiéniques, que nous signalerons ici, sans les confondre avec ses vertus curatives, dont il a été question dans le chapitre de la Thérapeutique de l'eau froide. Il répond le plus complètement à toutes les conditions, et possède toutes les qualités requises pour qu'un bain hygiénique produise les effets salutaires, conservateurs et préservatifs, qu'on est autorisé à en attendre.

Je pourrais, à l'appui de ce que j'avance ici, si l'espace le permettait, citer les témoignages irrécusables d'administrateurs dans les plus hautes fonctions, de commissions médicales, de médecins praticiens, de chefs de maisons d'éducation, de pères de famille et d'hommes privés, de tous rangs, qui en ont observé, recommandé et éprouvé les bienfaits réels, et dont tout un volume fut livré par la presse allemande.

Le docteur Manthner, de Vienne, qui, dans son excellent ouvrage d'*Histoire des bains de chute, de douche*, etc., a le plus particulièrement signalé les effets du bain de pluie fine, compare ingénieusement l'action douce, rafraîchissante, bienfaisante et en même temps large et pénétrante, que ce bain exerce immédiatement sur les systèmes nerveux et capillaire richement distribués dans la surface cutanée, qui en reçoit la première impression, à celle d'une douce pluie de printemps, qui, loin de battre, d'inonder et de percer tout d'un coup la terre jusqu'à la racine de la plante, tombe au contraire tranquillement, en forme d'une rosée abondante, pour répandre largement et d'une manière durable les bénédictions du ciel sur toute la végétation.

. . . .

« J'entre, dit le même auteur, dans mon appareil, disposé de la manière précitée; j'ouvre le robinet de la capsule supérieure, dont les rayons multiples viennent frapper la poitrine, la tête et le cou, et, saisissement, bien-être, plusieurs tours et demi-tours du corps habilement exécutés, c'est l'affaire d'un moment; puis j'ouvre le robinet commun des tuyaux jaillisseurs : mêmes effets, mais moins surprenants; et ainsi, pendant cinq minutes que dure le ruissellement de la pluie fine et frappe de tous les côtés le corps, j'en tourne tantôt telle partie, tantôt telle autre au plus fort jet, en le lavant et frottant continuellement. Dès-lors, un doux délassement, un sentiment neuf de bien-être et d'énergie se répand dans tout le corps, tandis que son activité entière est dirigée vers l'intérieur, en y éveillant les forces physiques et morales. »

Quand il est démontré par la théorie, et confirmé par la pratique, que les effets du bain sont d'autant plus prompts et plus efficaces que l'action en est aidée par le *mouvement* que se donne le *baignant*, et de plus par celui de l'ÉLÉMENT même du bain, il n'est pas difficile à concevoir que les genres de bains qui ne procurent, ni même ne permettent aucun mouvement, comme dans une masse d'eau tranquille et étroitement limitée, sont restreints au plus simple effet de leur température. Ils ne méritent donc la préférence que dans les cas où il s'agit d'opérer un grand ramollissement des tissus dans de l'eau tiède, ou d'une absorption considérable de liquide par la peau; tandis que, dans des bassins larges et plus encore dans de l'eau fluctueuse ou courante, on jouit de l'un et de l'autre avantage. Le bain de pluie fine ajoute encore à l'avantage du mouvement du corps et de l'élément, celui de ne causer aucune oppression par le poids de l'eau mêlée ici à l'air atmosphérique, et un autre non moins grand, de ne point exposer aux maux de tête si fréquents après les bains ordinaires, où les extrémités inférieures plongent d'abord, et ainsi le sang est repoussé vers les organes supérieurs.

On sait, d'un autre côté, combien il importe, pour rehausser l'efficacité du bain froid, d'en répéter la *première impression*, qui est toujours la plus pénétrante et la plus forte. On la reproduit dans les bains ordinaires en plongeant à différentes reprises; tandis que, dans l'appareil à pluie fine, on l'effectue de la manière la plus facile, par un seul tour de main, en arrêtant et reproduisant le jet deux, trois fois et plus, selon qu'on le juge agréable ou nécessaire.

La *pureté* et le *renouvellement* de l'élément du bain d'eau simple et froide jouent un rôle non moins important dans l'efficacité de ses effets ; et ces deux conditions se trouvent encore supérieurement remplies par le bain de pluie fine : d'une part, les gouttelettes qui une fois étaient en contact avec le corps s'écoulent de suite, et, de l'autre, la petite quantité de liquide nécessaire à un bain peut facilement être choisie de meilleure qualité, et doit déjà, à cause de la disposition des tuyaux à trous fins, être filtrée ou passée en cas qu'elle soit chargée de quelques impuretés. Aussi se prête-t-il infiniment mieux que toute autre forme à la gradation et aux différents degrés de température dont on a besoin pour les enfants, les vieillards, et généralement pour les personnes faibles, de tout âge, de tout sexe et de toute complexion.

Son usage exige, par rapport aux prédispositions critiques, beaucoup moins de ménagements et de précautions que toute autre forme de bains, et aucune ne l'égale ni en douceur, ni en commodité d'application partielle ou totale. Son emploi n'est, pour ainsi dire, lié à aucune circonstance ni du temps, ni du lieu, ni de la température ; l'appareil est, au contraire, encore très-propre à corriger, par son jet, cette dernière durant les grandes chaleurs de l'été, en rafraîchissant l'atmosphère des appartements, comme cela se pratique dans les pays chauds, au moyen de vases particuliers à cet usage.

Les avantages nombreux qui se rattachent plus spécialement à la disposition de l'appareil même de ce bain, seront signalés plus loin, où il sera décrit ; et il nous suffit maintenant de faire remarquer quelle immense utilité doit résulter pour l'usage hygiénique du bain en général. Combien d'accidents légers il y a dans la vie journalière, auxquels on remédie à la minute quand on a toujours, à toute heure et à tout moment, un bain à sa disposition ; combien d'autres ne prévient-on pas par son usage suivi ? Avec quelle facilité on se procure ici des moyens de propreté, qui ailleurs se compliquent de tant de difficultés, et dont la privation ou la négligence entraîne une foule d'incommodités, qui souvent dégénèrent en affections sérieuses et graves. Avec un peu de jugement et d'esprit d'observation, et pour peu qu'on connaisse les principes généraux de l'action du bain sur le corps vivant, et les précautions qui doivent entourer son emploi, chacun dans son individualité trouvera en ce bain, mieux qu'il ne serait possible de le lui détailler, un moyen de santé inappréciable, dont la valeur croît toujours en raison du bon usage qu'on en fait.

Toute saison est propre à s'habituer à son usage, et on aurait le plus grand tort de croire que ce n'est qu'en été qu'on a besoin de baigner le corps ; car, en hiver, ce besoin augmente en conséquence d'une infinité de mauvaises influences sur la santé, résultant nécessairement des relations de la vie pratique et de la manière d'habiter ensemble, surtout dans les grandes villes.

Les règles générales et les précautions précitées, relativement aux bains en général, s'appliquent également à l'usage du bain de pluie fine, avec la différence toutefois et la modification qu'y apporte la douceur de sa forme, et, par conséquent, de son action sur l'organisme ; de sorte que plusieurs indispositions légères, dans lesquelles l'usage du bain froid ordinaire est interdit, telles que rhumes, catarrhes, diarrhées, permettent et supportent même avec avantage celui du bain de pluie fine.

C'est ici la place d'appeler l'attention sur quelques dispositions morbides générales, qu'il importe grandement aujourd'hui de bien connaître, et dans lesquelles le bain de pluie fine agit d'une manière vraiment spécifique par ses vertus *préservatrices*, soit en les prévenant entièrement, soit en les étouffant dans leur germe, soit, enfin, en les empêchant dans leur développement, pour les détruire ainsi. Ces points importants dont nous voulons parler sont les suivants :

Le peu de soin ou, pour parler plus franchement, la grande négligence que l'on met généralement dans la propreté, et plus encore dans la culture de la peau, de ce grand émonctoire des humeurs superflues, peccantes et morbifiques de tout l'organisme, est une cause constante d'indispositions et de maladies. On a remarqué de tout temps que les nations en général, et les individus en particulier, qui se souciaient peu du soin de leur corps, croupissaient dans la malpropreté, se dégradaient peu à peu et perdaient finalement tout sentiment naturel pour ce qu'il y a de beau, de bon et de vrai. En effet, une peau négligée est un terrain fécond pour une foule innombrable d'excroissances et de végétations morbides et dégoûtantes, qui, comme une flore de mauvaises herbes, repoussent d'une manière indestructible, envahissent toute la surface cutanée, se répandent à l'intérieur par voie de continuité, et finissent tôt ou tard par pulluler d'animaux parasites de toutes espèces.

Une peau bien lavée, au contraire, bien baignée et frottée, en un mot, une peau soigneusement cultivée, sans être attendrie par une sollicitude mal entendue, est une source intarissable, un fond supérieur et inépuisable de santé, de force et de vigueur. C'est surtout dans les moments de haute crise, où les maladies graves et mortelles se jugent si salutairement par une large transpiration, que le médecin apprécie et le malade sent le mieux l'importance d'une peau bien entretenue : moments si funeste à ceux qui négligent cette pratique bienfaisante, et chez lesquels la matière morbide sévit quelquefois comme un ferment, qui, ne trouvant pas d'issue, détruit tout ce qui l'environne.

Les personnes d'un tempérament sanguin, irritable, affectueuses et très-susceptibles d'émotions, sont souvent, sans être pour cela malades, sujettes à des accès de congestions dans les organes intérieurs, surtout dans le cerveau, les poumons, occasionnés par des causes légères et souvent inappréciables, telles qu'un simple effort, un petit mouvement brusque en se baissant ; et c'est ce qui dispose ces organes à des maladies inflammatoires graves et souvent même funestes. Cet éréthisme vasculaire est surtout fréquent dans la jeunesse, chez les personnes des deux sexes, vers l'âge de la puberté, quand l'accroissement procède trop rapidement, ou que les forces ne contrebalancent pas les pertes trop abondantes, comme cela arrive souvent chez les jeunes filles au moment de la première éruption des menstrues. L'observation prouve qu'à ces personnes les bains de pluie fine sont très-profitables, tandis que tout médecin sait que dans ces circonstances, les bains froids ordinaires ne sont guère supportés, mais que, pour la plupart, leur usage serait nuisible.

Il existe un autre état de malaise continuel, qui, sans aliter les personnes qui en sont incommodées, rend onéreuse et insupportable l'existence pour ces personnes même et pour ceux qui les environnent. Ces individus sont ordinairement pâles et un peu bouffis ; ils sont d'un caractère tranquille et taciturne, lents dans les mouvements et même paresseux, sans être dépourvus de forces ; ils sont sujets aux affections muqueuses, enclins à l'obésité ; ils saignent facilement, éprouvent de légères attaques de ce qu'on appelle goutte volante, souffrent souvent de l'irrégularité dans les selles et autres excrétions, d'hémorroïdes, d'écoulements et de fièvres muqueuses. Ce même état de santé chancelante n'est pas moins fréquent chez les sujets au teint brun-jaunâtre, qui, maigres ordinairement et quelquefois bien nourris aussi, sont la plupart sombres, de mauvaise humeur, très-irrascibles, prompts et violents dans leurs manières; outre cela, ils sont très-sujets aux congestions passives vers la tête, la poitrine et l'abdomen, aux aigreurs, à la fréquence de la bile dans les voies digestives, aux crampes d'estomac, aux flatuosités, aux constipations, aux douleurs vulgairement appelées *maux de reins* et autres.

Cet état énigmatique, que quelquefois une société gaie, un bon repas ou autre distraction fait disparaître subitement, et qu'on rencontre si fréquemment aujourd'hui, est due à une trop grande prépondérance du système veineux ou du sang noir, que Puchelt a si bien décrit sous le nom de *vénosité exaltée*, et que, d'après les témoignages récents, l'usage hygiénique bien ordonné du bain de pluie fine corrige et combat si éminemment bien.

Comme nous venons de le voir pour les systèmes sanguins, artériels, veineux, il existe un état maladif, inhérent au système lymphatique désigné et généralement connu sous le nom *d'humeurs froides*, sur lequel les règles hygiéniques en général, et les bains froids légers en particulier, d'après les témoignages de Hupland et autres grands praticiens, ont bien plus de pouvoir que les médicaments proprements dits. On prévient ce mal, qui malheureusement n'est que trop fréquent de nos jours, on le corrige et le guérit souvent même par le seul usage des bains, qui, dans ce cas, sont indispensables, et en effet ne manquent souvent dans les grandes et nombreuses familles que par la seule raison qu'ils demandent trop de temps et d'embarras, et en outre, l'exposent très-souvent aux refroidissements les enfants. Le bain de pluie fine obvie à tous ces inconvénients matériels et trouve ici une de ses plus belles indications par l'excitation douce, rafraîchissante et tonique qu'il imprime à tous les tissus et systèmes organiques, en favorisant ainsi l'absorption dans les vaisseaux blancs, dans lesquels réside cette dyscrasie des humeurs, qui, comme un véritable fléau, menace la jeunesse et gagne de jour en jour en fréquence.

Enfin, il reste à mentionner ici une disposition bien affligeante, un état morbide, qui, peut-être plus que tout autre, mérite le nom de fléau de la génération actuelle, contre lequel les bains froids sont unanimement recommandés et reconnus comme efficaces, et qui seul décerne le prix et donne la couronne au bain dont il est question:

cette disposition malheureuse est la *faiblesse générale des nerfs*, cette affection nerveuse, locale ou partielle, dont le caractère devient d'année en année plus dominant, et qui vient se joindre à presque toutes les maladies, les complique, et en rend la guérison plus difficile. C'est cette même disposition du système nerveux qui fait que de nos jours tant de personnes sont à un si haut degré sensibles au moindre changement dans l'atmosphère, susceptibles de petits tourments et d'incommodités, de rhumes éternels, de toux, de fluxions et de rhumatismes sans nombre, qui ne quittent plus la grande majorité des habitants des villes. Et c'est précisément aussi cet état de choses qui a donné tant de vogue, en Allemagne, à ce nouveau système de bains économiques, où il fait partie du mobilier de chaque bonne maison, où tous ceux qui en font usage depuis longtemps parlent de son efficacité douce, excellente, prompte et durable avec non moins de persuasion et de bonne foi que d'enthousiasme.

DIVERS

MODES D'APPLICATION

DE

L'EAU FROIDE,

tant à l'intérieur qu'à l'extérieur du corps.

En variant les causes, on fait nécessairement varier les effets.

Conséq. log.

Nous avons étudié les propriétés générales de l'eau froide, les fonctions principales de l'organisme humain, et les effets résultant le plus constamment de l'action de l'eau sur l'économie vivante ; nous allons maintenant étudier les changements qui se manifestent dans ces *effets-types*, lorsque, d'une part, on fait éprouver des modifications dans la température du liquide, dans la durée de son contact avec le corps de l'homme, et quand on varie les points d'application; et, d'autre part, selon que les malades ont telle ou telle constitution native ou morbidement acquise.

Nous allons d'abord faire connaître les diverses espèces de bains, depuis les lotions les plus simples, et le bain de rivière que nous prépare la nature, jusqu'au bain de pluie fine, dit *bain de poussière hydraulique*, dernière invention de bains domestiques, dont on ne pourra jamais faire trop usage, ainsi que nous le démontrerons dans le cours de cet ouvrage, en même temps que nous décrirons l'appareil ingénieux qui a été construit pour faire entrer dans la pratique habituelle ces bains éminemment hygiéniques et salutaires.

S'il est vrai que les ressources qu'offre un moyen quelconque croissent en raison de la multiplicité des formes sous lesquelles on peut varier son emploi, l'eau mérite encore sous ce rapport le premier rang, puisque les modes différents de son application sont vraiment sans bornes.

Pour établir de l'ordre dans l'exposé succinct de ces manières variées d'administrer le même élément, il est nécessaire de trouver une division générale, fondée dans la nature de la médication, et qui soit en même temps d'une certaine utilité pratique.

Le mot BAIN est l'expression la plus simple et en même temps la plus générale qui comprenne tous ces modes d'appliquer l'eau au corps de l'homme par un contact externe ou interne; et la division la plus pratique, basée sur les effets que produisent les bains, et sur leur manière d'agir mécaniquement sur le corps, paraît être celle qui ne distingue que deux grandes classes de bains, soit qu'on mette l'eau simplement en contact avec le corps, soit qu'elle le frappe d'une certaine distance. Cette classification nous donne le tableau suivant :

PREMIER GENRE.

Bains par simple contact ou attouchement immédiat ou médiat et continu de la même masse d'eau.

A. Immersion de la totalité (*bain général*), de la moitié (*demi-bain*), d'une partie externe quelconque du corps (*bain partiel, local ou topique*), dans une masse d'eau stagnante ou tranquille, comme dans un lac, étang, canal, bassin ; dans une baignoire, dans une cuve, dans une capacité quelconque.

B. Enveloppement du corps entier ou d'une partie dans une couverture de laine, dans un drap ou dans du linge, etc., imprégnés d'eau froide et laissés à demeure sur la surface en contact (*fomentations* ou *enveloppes générales, compresses partielles*, de toutes formes et de toutes grandeurs).

C. Introduction de l'eau dans une cavité du corps par une ouverture naturelle ou accidentelle (*boissons, gargarismes, aspirations aqueuses, lavements, collytoires, injections* dans des fistules, des plaies, etc.)

DEUXIÈME GENRE.

Bains par contact immédiat ou médiat, combinés de percussion, dans une quantité d'eau mouvante, en masse ou divisée, qui se renouvelle sans cesse en frappant ou frictionnant le corps.

D. Immersion du corps entier ou d'une partie dans une masse d'eau coulante ou fluctuante (*bains de rivière, de mer, de courants artificiels*).

E. Exposition du corps entier ou d'une partie à une

chute, une averse, un jet d'eau de différentes dimensions (*lotions, affusions, irrigations, torrents, stillations, averses, douches, pluie forte et fine*).

Avant d'étudier isolément chacune de ces diverses formes de bain, pour en signaler en peu de mots les usages et les effets, faisons encore remarquer qu'on peut les multiplier et varier à l'infini, soit en combinant entr'eux ces différents modes, soit en les faisant précéder de bains chauds, de bains de vapeur, de sudations à la Priesnitz, de frictions sèches ou d'autres pratiques et légers exercices, soit en aidant leur action par des frictions électriques, par des frottements simples ou au moyen d'une brosse à peau, d'un gant de flanelle, et soit enfin en les faisant suivre de repos au lit, de transpiration ou d'exercice au grand air, selon l'exigence des cas et selon la sagacité du praticien. C'est dans le choix de ces divers modes d'application que se dénote la science du médecin hydropathe.

Remarquons de plus que dans cette pratique importante, ce sont toujours les effets-types qui doivent servir de base et guider le médecin qui médite telle modification qu'il veut appliquer à tel cas particulier. Quels que soient la qualité, la quantité du liquide employé, et l'appareil dans lequel on administre le bain, il faut toujours que le médecin ait présent à l'esprit les effets primitifs, secondaires et consécutifs, afin qu'il sache les produire, les calculer et les adapter selon le besoin des cas particuliers.

PREMIER GENRE.

BAINS PAR SIMPLE CONTACT OU ATTOUCHEMENT IMMÉDIAT OU MÉDIAT ET CONTINU DE LA MÊME MASSE D'EAU.

A. Nous trouvons d'abord le BAIN ENTIER OU GÉNÉRAL, par immersion du corps dans une masse d'eau froide, calme et stagnante, tel qu'on le prend dans un lac, un étang, un canal, dans un bassin, en plein air, ou à domicile, dans une simple cuve, ou dans une baignoire ordinaire; tantôt on y descend doucement, tantôt on s'y précipite ou bien on y est précipité à l'improviste d'une certaine hauteur; d'autres fois, on est plongé simplement dans l'eau, pour en être immédialement retiré. Ce sont, avec les bains de rivière et les bains de mer, les formes les plus usitées et les plus connues, les mieux étudiées par les médecins ; c'est pourquoi nous les avons pris pour types.

Maintenant que nous avons décrit leurs effets, nous ne reviendrons donc pas sur ce sujet ; nous dirons seulement qu'on les rend encore plus efficaces lorsque le baigneur peut se livrer à la nage, se mouvoir librement dans l'eau, se frictionner le corps et les membres, ou faire d'autres exercices qui favorisent la réaction de l'organisme, et qui permettent de supporter ce bain plus longtemps. On modère son action en abrégeant sa durée, quand les malades ne sont point accoutumés au contact de l'eau froide. Rien n'est impropre à cet exercice utile et indispensable comme nos baignoires ordinaires, dans lesquelles le corps est vraiment comme enchâssé et à peu près privé de toute liberté de mouvement. Elles n'ont qu'un avantage, celui d'être transportables, et par conséquent utilisables en toute saison et toutes les fois que l'usage des bains est indiqué. Dans les établissements de bains nouvellement érigés, on trouve des baignoires d'une dimension et d'une profondeur bien plus considérables, de manière qu'elles permettent une plus grande liberté de mouvement.

Les effets des bains généraux sont bien connus, quoique leur usage, qui est du domaine de l'hygiène aussi bien que de celui de la médecine proprement dite, soit loin d'être assez répandu. En médecine, le grand bain est le plus ordinairement commandé lorsqu'il s'agit d'obtenir une détente indispensable pour calmer des affections plus ou moins générales, comme les fièvres exanthématiques, nerveuses, inflammatoires et putrides. Son emploi est indiqué dans les maladies dépendantes d'un état morbide général, ou affectant un système entier; telles sont les congestions, les hémorrhagies passives, les dispositions scrofuleuse et rachitique, la faiblesse générale des systèmes nerveux ou digestif, etc., les dérangements dans les évacuations naturelles, les maladies chroniques de la peau, comme la gale, les dartres, etc., etc.

Les bains par immersion, avec toutes leurs modifications, connus et pratiqués dès la plus haute antiquité, ont pris place parmi les rites religieux de presque tous les peuples. Souvent c'est le seul bain que prennent certaines personnes pendant toute leur vie, à moins que, par un bon ou mauvais hasard, une averse abondante vienne les surprendre. Les bains de précipice, dans lesquels on lance le malade dans une masse d'eau froide, et qui ont reçu le nom de *bains de surprise*, sont reconnus comme trop violents et trop inhumains; aussi commencent-ils à être bannis, même de la thérapeutique des aliénés, dans laquelle ils ont longtemps joué le rôle le plus important.

Les demi-bains, ainsi que les bains partiels ou locaux, ne diffèrent des précédents que par la moindre étendue de la surface du corps qui est soumise au contact de l'eau, ce qui amoindrit leur action, bornée, localisée, et plus ou moins limitée à une ou à plusieurs parties. Comme nous le verrons par la suite, on prend les demi-bains, comme les bains entiers, dans des masses d'eau accumulées par la nature ou réunies par l'art; on y entre jusqu'à la ceinture ou à peu près, et on y reste un temps déterminé par l'effet qu'on veut en obtenir. On peut les supporter impunément bien plus longtemps que les bains généraux, quand on a soin d'éviter les congestions qui pourraient se déclarer dans les parties qui ne sont pas immergées. Dans les établissements hydriatriques, ils forment la transition ordinaire qui accoutume les malades aux bains entiers, et dans les lieux où l'on va prendre les eaux, tout le traitement se réduit souvent à leur seul usage, surtout chez les personnes du sexe, qui n'osent guère plonger tout le corps dans l'eau froide. On peut, en aidant la réaction de l'organisme par des frictions et autres exercices sur les parties baignées, prolonger ces bains pendant une heure et même plus.

Lorsqu'ils sont bien administrés, et combinés, en cas de besoin, avec d'autres applications de l'eau, telles que les lotions, les compresses froides sur les parties souffrantes non comprises dans le bain, ils constituent un des moyens révulsifs et dérivatifs le plus héroïque. L'usage doit en être longtemps continué et entouré de toutes les précautions nécessaires, afin qu'on ne tombe pas dans une faute assez ordinaire, dont le résultat est de faire contracter au malade une nouvelle affection, quand le médecin veut, sans avoir une expérience suffisante du traitement hydropathique, guérir l'ancienne. Les parties non immergées doivent être soigneusement soustraites à l'action d'une chaleur trop intense, surtout à celle des rayons ardents du soleil, lorsqu'on se baigne en plein air; elles doivent être également garanties de l'impression contraire et non moins nuisible que produisent le froid, et principalement les courants d'air. Pour ce, il est prudent de couvrir légèrement le reste du corps jusque dans l'eau même qui est dans la baignoire. Le bain de siége, comme les autres bains partiels, est plus généralement du domaine de la médecine que de celui de l'hygiène.

On prend le plus ordinairement les bains de siége dans des cuves ou baignoires spécialement destinées à cet usage; elles doivent être échancrées sur le devant, afin de ne point blesser les jarrets et de ne pas entraver la circulation des gros vaisseaux logés dans cette partie; on y adapte un petit dossier pour que le malade appuie son dos, et deux ouvertures pratiquées sur les côtés facilitent le transport de ces baignoires. On fait reposer les pieds sur un support quelconque; il faut qu'il existe sur les côtés assez d'espace pour que les mains passent librement et qu'on puisse exercer des frictions sur les parties qui sont plongées dans l'eau. Ces frictions ont pour but de stimuler la peau, condition d'autant plus essentielle qu'il importe ici de provoquer et de favoriser une réaction prompte, qui est aussi efficace et salutaire quand elle est bien amenée, que l'action violente de l'eau froide sur cette partie du corps deviendrait funeste, si la réaction manquait ou se faisait incomplètement. A Graefenberg, on boit plusieurs verres d'eau pendant la durée du bain, le temps qu'on doit y rester se règle sur l'indication à remplir; n'a-t-on que l'intention de fortifier les parties exposées à l'action de l'eau, comme dans la faiblesse des organes de la génération, les pollutions, l'impuissance, les flueurs blanches, le malade n'y doit rester que peu de temps, dix minutes environ, et répéter son bain fréquemment.

Désire-t-on, au contraire, produire un effet révulsif, c'est-à-dire détourner le sang des régions où il s'accumule, comme la chose a lieu dans les inflammations de la tête, de la poitrine, et dans différentes fièvres; ou bien veut-on influencer vivement et stimuler les parties souffrantes, comme, par exemple, quand les malades sont atteints d'affections chroniques du bas-ventre, d'obstructions du foie et de la rate, de diarrhée chronique, d'hémorroïdes invétérées, on laisse le patient dans le bain pendant une heure entière.

L'eau que l'on met dans la baignoire doit monter jusqu'au nombril. On commence par 12° — 15° R., et l'on descend progressivement jusqu'à l'eau glaciale, en ayant le soin de renouveler l'eau froide quand elle s'est échauffée par le contact du corps. L'afflux chronique du sang vers la tête exige que le malade prenne tous les jours un bain de siége, dans lequel il restera deux heures; la durée de celui qui est administré dans les maladies aiguës est subordonnée à leur degré de violence et à d'autres circonstances appréciables seulement au lit du malade. La première impression que donne cette sorte de bain, qui occupe une des premières places dans les nouveaux établissements, est un sentiment de froid tranchant, qui se change bientôt en une chaleur brûlante, si la réaction s'opère convenablement. Dans les premiers jours, il faut surveiller très-soigneusement les effets, et prévenir les congestions vers la poitrine et la tête, s'il se manifeste quelque tendance à ces réactions morbides très-dangereuses.

Les bains de siége ont une influence bien remarquable sur les organes logés dans le bas-ventre. Ils provoquent l'expulsion des vents, en ouvrant les hémorroïdes borgnes, tout en effaçant celles qui ne font que de naître; secondés par la transpiration, ces bains calment les ardeurs de la fièvre, surtout lorsqu'on emploie concurremment les draps mouillés. A Graefenberg, on prend le bain de siége le soir, deux heures après le dîner. Ce temps paraît le plus favorable, quand on n'en fait usage qu'une fois par jour; mais lorsqu'on en prend deux, le premier doit précéder la promenade du matin, et le second est administré le soir avant le coucher, il procure alors un doux repos et un sommeil réparateur. Pendant un laps de temps très-court, ses effets se bornent ordinairement à une irritation extérieure de la peau; mais quand son usage est prolongé et suivi sans interruption, il devient un des plus puissants dérivatifs agissant sur les parties plus ou moins éloignées. On l'ordonne aux malades affectés de catarrhes chroniques, de congestions, de difficultés de la menstruation, d'hémorroïdes, de leucorrhée, et surtout à ceux qui sont épuisés par la diarrhée, tourmentés par des constipations opiniâtres, auxquelles donnent naissance les engorgements et obstructions des viscères abdominaux. Le bain de siége produit également un excellent effet dans la faiblesse des organes génitaux, et son action est fortifiante et tonique.

Le BAIN DE PIEDS (*pédiluve*) est plus généralement connu, et par conséquent beaucoup plus employé que le précédent, quand il est administré chaud, mais il n'est guère plus usité pris à l'eau froide comme nous l'entendons ici. On verse dans une cuvette de l'eau à la hauteur de 2 à 3 pouces ; on peut augmenter la quantité de ce liquide, que l'on renouvelle quand il commence à s'échauffer. Plus rarement on prend ce bain dans une eau de fontaine, dans une rivière, en plein air, etc. Lorsqu'on plonge les jambes jusqu'au-dessus des malléoles et plus haut encore, ce n'est plus le véritable bain de pieds, mais en même temps le bain de jambes, et ses effets sont essentiellement différents. Il exige, du reste, les mêmes précautions que les autres bains partiels, et l'on peut accroître son efficacité en réitérant plusieurs fois son emploi.

Les pieds étant les parties du corps les plus éloignées du centre circulatoire, la chaleur y est ordinairement moins intense que partout ailleurs; en raison de cette circonstance, la réaction est plus difficile à obtenir. On l'aide en prescrivant au malade de marcher immédiatement avant et après son bain de pieds. Lorsqu'il produit son effet, il amène à coup sûr la guérison de cette incommodité si commune, qui consiste dans un refroidissement habituel des pieds, et qui est souvent accompagné de maux de tête opiniâtres, qui font le désespoir de la médecine ordinaire.

En outre le bain de pieds froid est un excellent remède contre les maux de dents, les maux de tête, les congestions vers cet organe, surtout surtout lorsqu'on applique sur la tête des compresses d'eau froide pendant toute la durée du bain. Il est d'un excellent emploi contre les affections inflammatoires des yeux, et bien plus efficace que tous les topiques irritants dont on fait un usage intempestif et irrationnel. Les contractures, les entorses, enkyloses, les engelures, les sueurs trop abondantes, etc., sont énergiquement combattues par ce bain de pied, qui jouit de propriétés réellement héroïques.

Quoique moins dangereux que le bain entier, le bain de pieds a besoin d'être réglé et bien suivi si on veut éviter des accidents, que ne tarderait pas à faire naître leur emploi mal à propos conseillé.

Le BAIN DE MAINS (*manuluve*), est assez rarement pris dans la vue de donner aux mains un bain médical.

Les mains sont baignées tous les jours, et presque à tous les instants, ce qui les rend insensibles à l'action de l'eau; aussi, est-on forcé de comprendre les bras dans le bain, en employant un vase oblong.

Le BAIN DE BRAS trouve son emploi lorsque le médecin veut combattre les congestions de la tête et celles de la poitrine, les affections du coude, de l'épaule, de la main, les engelures, les ulcérations, les maladies des os du membre supérieur. Un bain de bras arrête facilement une hémorragie nasale. Ce bain, qui est aussi innocent que salutaire, s'administre à toute heure du jour, sans qu'on ait aucune précaution à prendre pour s'y préparer.

Bain de tête. C'est un bain qui se prend difficilement à cause de la position même de la tête. On n'est pas encore parvenu à construire des baignoires propres à cet usage important, et qui soient d'un emploi facile. Un casque ou bonnet d'étoffe imperméable replié sur lui-même, remplirait peut-être cette indication, et permettrait au malade de se promener avec son appareil réfrigérant sur la tête. Une ouverture, convenablement placée, donnerait le moyen de renouveler le liquide, quand il se serait échauffé dans l'appareil.

Dans les nouveaux établissements on se sert d'un vase plus ou moins approprié, et légèrement échancré sur le bord intérieur. On le place près d'un matelas étendu par terre; le baignant se couche sur le matelas, en plongeant d'abord la partie postérieure de la tête dans l'eau, puis successivement les deux tempes, et finalement la figure. Cette position gênante ne permet guère de prolonger les premiers bains au-delà de 5—6 minutes, temps qui suffit ordinairement lorsque l'on combat les affections légères de la tête.

L'emploi de ce bain procure des succès brillants dans le traitement des affections chroniques de la tête, telles que le rhumatisme, les névralgies faciales, la perversion de l'ouïe, celles de la vue, de l'odorat, du goût, et surtout quand on traite des otites anciennes et rebelles, qui ne cèdent qu'à l'apparition d'une crise salutaire, qui se fait ordinairement par les oreilles, même par le nez.

Pour obtenir la manifestation de cette crise, on use avec persévérance de ces bains, dont on prolonge progressivement la durée, qui peut aller jusqu'à un quart-d'heure, une demi-heure, et même plus.

Pendant la durée du bain, il faut renouveler l'eau à plusieurs reprises, afin qu'elle soit toujours fraîche. Un traitement général est presque toujours indispensable, et l'on doit le seconder par de l'exercice fait au grand air, la tête nue, en ayant soin de ne pas s'exposer aux rayons d'un soleil trop ardent.

On prend le bain de tête une ou deux fois par jour, à une heure assez éloignée des repas. La force révulsive de l'eau froide appliquée sur la tête, est d'ailleurs généralement connue et constatée dans le traitement de plusieurs autres affections ; aussi y reviendrons-nous quand il sera question d'une autre série de bain.

Le BAIN D'YEUX bien que déjà compris avec celui de l'oreille externe dans le bain précédent, quand toute la face plonge dans l'eau, mérite cependant une mention particulière à cause de la fréquence des affections des yeux, organes importants en raison de leur structure délicate et de leur excessive sensibilité.

Ce bain est pris soit dans des vases propres à cet usage, et nommés œillères, soit dans des vases quelconques, ou bien dans le creux de la main rempli d'eau ; il est bien connu et généralement employé.

Mais les médecins oculistes allemands ont aujourd'hui reconnu et constaté par des expériences l'infériorité de ce bain par immersion, comparé à un mince jet d'eau sur cet organe ; et c'est ce dernier mode d'application qui a amené l'invention de différents appareils de douche ascendante, légère et multiple, qui s'employe avec succès dans le traitement des affections des yeux, ainsi que nous le verrons encore au sujet d'une autre série de bains.

De cette manière on craint moins un refroidissement, et l'eau, si elle n'est pas entièrement pure, ne cause pas si facilement une nouvelle irritation par le contact des matières dont elle pourrait être chargée, quelque petite qu'en soit la quantité. Ici, en effet, plus que dans tout autre cas, l'eau doit être légère, d'une pureté parfaite.

Dans les inflammations simples, avec caractère congestif, rhumatismal ou catarrhal, dans les affections des voies lacrymales, quand il y a sécrétions anormales, etc., l'eau seule, employée avec adresse et constance, surtout le matin et le soir, est d'un usage inappréciable. Pour rendre plus efficace le moyen de conserver et de fortifier la vue, il faut, pendant le bain, ouvrir et refermer à plusieurs reprises les paupières, de manière à bien emprégner et rafraîchir tout le globe de l'œil.

B. Pour donner les BAINS PAR CONTACT MÉDIAT, ou BAINS DEMI-SECS, on enveloppe la totalité ou partie du corps dans des linges, draps de lit ou autres étoffes, pliés en un plus ou moins grand nombre de doubles. On les a préalablement trempés dans l'eau froide, tordus et comprimés seulement au point que l'eau ne dégoutte pas. Le bain d'enveloppe froide générale est une pratique nouvelle due à Priesnitz. Le malade n'a qu'une partie de la face libre, pour respirer l'air frais ; le reste du corps est soigneusement entortillé et couvert, de sorte que toute la chaleur développée par la réaction du corps s'accumule et fait naître une transpiration abondante, qui est favorisée et accrue par l'introduction dans les voies digestives d'une grande quantité d'eau froide donnée en boisson. On ouvre la fenêtre pour que le malade respire un air frais ; de froid qu'était le bain, il se métamorphose en un véritable bain de vapeur humide avec sudation, comme lorsque la sueur est produite par l'emmaillotement du corps dans une couverture. Cette sudation, provoquée par le bain demi-sec, précède le grand bain froid. Telle est la méthode suivie dans tous les établissements hydriatriques.

Les enveloppes, BANDES OU COMPRESSES FROIDES PARTIELLES, sont de deux sortes, selon l'effet qu'on cherche à produire par leur application. Les unes, *froides* et *libres*, sont renouvelées quand elles commencent à s'échauffer et à se mettre ainsi en équilibre avec la chaleur propre du corps. Elles sont connues et employées depuis des siècles, surtout par les chirurgiens, lorsqu'ils traitent des inflammations locales aiguës. Elles jouissent d'une propriété éminemment calmante.

Les autres sont *froides* et *serrées* contre la partie. On ne les renouvelle que lorsqu'elles ont été séchées par la chaleur du corps : elles sont *échauffantes*. On applique ces dernières étroitement, sans cependant causer de la gêne dans la circulation de la partie enveloppée ; on les recouvre d'une étoffe plus ou moins imperméable, pour mieux contenir l'humidité ; on met pardessus un linge sec plié en double ou en triple, de sorte que tout accès à l'air soit exactement intercepté.

Ce dernier mode d'application, soit générale, soit partielle, de linges humides, est nouveau, et joue dans la méthode hydriatrique un rôle des plus importants. C'est un des moyens les plus héroïques de produire un développement actif de chaleur humide, qui est douée d'une vertu stimulante et résolutive très-prononcée. Ce bain provoque d'abord une chaleur intense, suivie d'une transpiration abondante; quelquefois même il se manifeste des éruptions, qui vont jusqu'à produire la vésciation de la peau.

Ces bandes ou fomentations, auxquelles, du reste, on s'habitue assez facilement pour les porter continuellement en forme de ceinture (*Ceinture de Neptune*), en forme de cravate, de bas, etc., constituent également un des meilleurs calmants. On les emploie comme fondants dans les cas de contusions, de tumeurs et d'engorgements anciens de toute nature. On en fait usage principalement contre les affections scrofuleuses, rhumatismales et abdominales, telles que les engorgements de la rate, du foie, de l'estomac, et même du cœur. Elles stimulent à un haut degré les organes absorbants et sécréteurs, et surtout activent la sécrétion de la peau, avec laquelle elles sont en contact immédiat.

Ces enveloppes sont exclusivement du domaine de la médecine ; elles agissent énergiquement, et trouvent, comme nous l'avons vu, de nombreuses et savantes applications. Il importe d'avoir une grande habitude de leur emploi ; autrement, on commet de graves imprudences. Ces fomentations locales, calmantes ou échauffantes, remplacent avantageusement les bains partiels ordinaires sur les parties du corps qui ne sont guère susceptibles d'être baignées partiellement ou séparément, comme, par exemple, le cou, la poitrine et l'abdomen. On les emploie encore avec succès, sous forme de tampons mouillés, dans les cavités qui communiquent à l'extérieur du corps, comme sont les oreilles, le vagin, etc., etc.

C. Les BAINS INTERNES, si l'on peut se servir de cette expression générale, ne doivent pas être confondus avec l'usage que l'on fait de l'eau froide en boisson pour étancher la soif ordinaire, ou pour satisfaire au besoin que fait naître une chaleur fébrile. On doit entendre par bain interne l'application méthodique et systématique de l'eau sur une surface interne, et ce, dans un but tout hygiénique ou curatif. On classe ces bains en deux groupes différents, suivant que l'application a lieu par une simple intussusception de l'élément par la bouche ou par le nez, ou suivant qu'on l'introduit dans une cavité au moyen d'un instrument de projection, dont la force de pulsion ne vient cependant en considération qu'autant qu'elle est nécessaire pour vaincre les obstacles que peut rencontrer l'élément froid à l'entrée des cavités naturelles ou accidentelles, le plus souvent armées de sphincters ou muscles constricteurs.

Dans le premier groupe sont compris les bains de bouche, de nez, d'estomac et de ses dépendances ; dans le second se rangent les injections froides dans les oreilles, le gros intestin, l'urètre, la vessie, et le vagin chez les femmes. Vient ensuite l'introduction de l'eau froide dans les ouvertures et cavités accidentelles, telles que les fistules, les clapiers, les plaies profondes, etc., dont la cure est du domaine de la chirurgie.

Pour prendre un BAIN DE BOUCHE, on introduit dans cette cavité de l'eau froide, on l'y tient quelque temps tranquille, selon l'effet à produire ; on la fait passer et repasser avec force à travers les espaces compris entre les dents, on la laisse couler dans l'arrière-bouche en renversant la tête, la face en haut ; on la fait *gargouiller* par une expiration douce et continuelle, pour la rejeter immédiatement après.

Cette pratique, toute simple qu'elle paraisse, souvent répétée, surtout le matin et le soir, et après chaque repas, est d'une utilité inappréciable pour la propreté, la santé et la force des dents, des gencives, des amygdales et de tous les organes logés dans la cavité buccale. Elle prévient à elle seule les incommodités ordinaires attachées à ces parties, telles que les maux de dents, la fétidité et la sécheresse de la bouche, une salivation trop abondante, les affections scorbutiques, etc.

Les inflammations simples de la cavité buccale, les aphthes et autres petits ulcères, les engorgements des amygdales et les autres affections légères, cèdent à l'usage de ce bain, que chacun peut prendre avec la plus grande facilité.

Le BAIN DE NEZ, moins généralement usité que le précédent, est constitué par de simples aspirations et expirations successives et répétées, faites par le nez en partie plongé dans l'eau froide. Ces sortes de prises d'eau, un peu désagréables, surtout quand on n'y est pas encore habitué, conviennent mieux à cet organe que le tabac aromatisé dont on le bourre souvent si malproprement et à son grand préjudice.

Cette petite pratique, devenue familière, procure le meilleur et en même temps le plus innocent préservatif contre l'enchifrènement, le rhume et le coryza (vulgairement dit rhume de cerveau), en adoucissant la membrane muqueuse du nez et des cavités avoisinant, en la fortifiant contre la mauvaise influence du passage alternatif du froid et du chaud, qui est la cause la plus ordinaire de ces incommodités.

On prend ce bain, qui est à la portée de tout le monde, à toute heure du jour et à son loisir. Il fortifie l'odorat et le ramène à son état normal quand il a été perverti; il guérit parfaitement les petits ulcères, les croûtes et autres malpropretés, quelquefois si tenaces, surtout chez les enfants, et si faciles à prévenir par ce simple moyen de propreté.

Le BAIN D'OREILLES consiste dans une simple immersion de la conque de l'oreille dans une masse d'eau, de sorte que le liquide entre de lui seul, par l'orifice, jusque dans le conduit auditif externe ; ou bien, on penche la tête sur le côté opposé, et on laisse couler l'eau dans l'oreille; ou bien, enfin, on l'y introduit au moyen d'une seringue, en se gardant toutefois d'imprimer une trop forte secousse à la membrane du tympan. Il faut, pour que le bain produise son effet, laisser l'eau séjourner quelques minutes dans l'oreille, où elle finit par ramollir et dissoudre le cérumen épaissi, simple ou mêlé à des corps étrangers, tels que des peletons d'ouate, etc., qui souvent, par leur seule présence, causent la surdité des personnes qui ont l'habitude de se bourrer les oreilles avec du coton.

Le bain d'oreilles, qui jusqu'ici a été peu usité, a fourni aux praticiens de brillants résultats depuis quelque temps. Il donne plus de ton au tympan, corrige et fortifie ainsi le sens de l'ouïe, en entretenant en même temps la propreté de cet organe, en l'endurcissant contre les intempéries. Il met l'oreille à l'abri des fluxions excessivement douloureuses, et malheureusement trop fréquentes, qui se déclarent chez les personnes qui, en prenant des bains entiers, négligent de baigner leurs oreilles, par une crainte puérile de devenir sourds, si elles laissaient pénétrer l'eau dans l'intérieur du conduit auditif externe.

Il faut ici, comme en tout, aller par degrés, et ne pas vouloir forcer les choses et brusquer la trop grande sensibilité de l'*organe de l'ouïe.*

BAINS D'ESTOMAC et de SES DÉPENDANCES. On peut bien qualifier de ce nom les énormes quantités d'eau qu'on fait boire aujourd'hui, non-seulement impunément, mais avec le plus grand avantage, puisqu'on doit à cette pratique la guérison réellement miraculeuse des maladies les plus invétérées. Il constitue ce qu'on appelle proprement LA CURE A L'EAU FRAÎCHE ET PURE, dont toute la prescription se réduit à ces trois mots :

« *POTIO, MOTIO, LOTIO.* »

Les petits inconvénients, tels que les nausées,

le vomissement même, un peu de pesanteur à l'estomac, une légère diarrhée, etc., qui pourraient survenir au début, sont bientôt vaincus et surmontés par une gradation méthodique et insensible. On commence par prendre de petites quantités d'eau, d'abord par demi-verre, pour arriver à des masses de liquide plus considérables, qui baignent l'estomac. Il faut, dès le début, accompagner cette méthode d'exercice en plein air et de lotions, afin d'ouvrir largement tous les canaux de la transpiration. C'est ainsi qu'on obtiendra les plus grands effets de ces bains du canal intestinal. La matinée, avant le déjeûner, et le temps qui précède immédiatement le dîner, sont les heures les plus avantageuses pour l'emploi de cette pratique éminemment salutaire.

On voit des personnes qui avaient une répugnance, une véritable aversion pour l'eau, finir par la préférer à toute autre boisson artificielle, dont le goût se perd insensiblement, tandis que le besoin de l'eau naît et grandit au fur et à mesure du bon usage qu'on apprend à en faire. En la buvant toujours fraiche et de bonne qualité, on ne s'en dégoûte jamais, qu'on soit bien portant ou malade.

Il est donc évident que l'eau est la boisson naturelle de l'homme et des animaux, et que l'emploi méthodique et suivi qu'on fait aujourd'hui de ce liquide, le convertit en un remède des plus efficaces.

Le nombre des affections pour lesquelles cette espèce de bain est utile et salutaire, est trop grand pour que nous les énumérions ici. Les seules maladies des voies digestives sur lesquelles l'eau agit directement, sont si nombreuses et si variées, qu'elles mériteraient d'être exposées dans un traité spécial.

Les BAINS DU CANAL DE L'URÈTRE, DE LA VESSIE, DU GROS INTESTIN et DU VAGIN, ainsi que ceux DES OUVERTURES FISTULEUSES et DES PLAIES PROFONDES, consistent dans des injections simples d'eau froide dans ces organes ou cavités. Cette pratique a pour but soit de les laver et de les débarasser de matières impures, et c'est ainsi qu'agissent les lavements, le bassinage des plaies, des abcès, des fistules, etc.; soit d'arrêter les écoulements muqueux, comme, par exemple, ceux des voies urinaires et du vagin ; soit, enfin, de donner à ces organes plus de ton, de les fortifier, de les ramener, s'il y a lieu, à leurs fonctions sécrétoires normales, et de les maintenir dans un état de santé parfaite. Le degré de froid de l'eau doit être réglé sur la sensibilité du sujet et de la partie malade. On diminue insensiblement la température du liquide, et de cette manière seulement, on parvient à produire les effets si éminemment fortifiants et toniques de ces bains internes, à la fois hygiéniques et curatifs.

Les diarrhées et les constipations opiniâtres cèdent à l'usage des clystères d'eau froide ordonnés avec intelligence, et c'est ainsi qu'on fait cesser l'atonie du gros intestin et de la vessie, dont on régularise les fonctions en peu de temps. On emploie avec un égal succès ces bains pour combattre les hémorrhagies de la muqueuse inférieure, la procidence ou chute du rectum et de la matrice, produite par une trop grande flaccidité des tissus, les coliques, les affections vermineuses, les hémorroïdes, les hernies, etc.

Le service que rendent ces bains dans les cas qui sont plus spécialement du ressort de la chirurgie, est trop généralement connu pour que nous en parlions ici ; c'est ainsi qu'on a vu dans ces derniers temps les affections les plus rebelles de la matrice céder à l'usage suivi de ces injections, tandis que tous les autres moyens avaient échoué.

DEUXIÈME GENRE.

BAINS PAR CONTACT IMMÉDIAT OU MÉDIAT, COMBINÉS AVEC LA PERCUSSION, DANS UNE QUANTITÉ D'EAU MOUVANTE, EN MASSE OU DIVISÉE, QUI SE RENOUVELLE SANS CESSE EN FRAPPANT OU FRICTIONNANT LE CORPS.

Les bains compris dans cette seconde série diffèrent des précédents non-seulement par leur forme d'application, l'eau venant d'une certaine distance toucher et frapper le corps; mais encore, et c'est ce qui les distingue, en ce qu'ils jouissent de propriétés plus précieuses, au moyen desquelles ils produisent des effets tout à fait remarquables. Ici, en effet, l'action première n'est pas simplement celle d'un liquide froid, mais bien celle d'un corps projeté, tombant et percutant, de sorte que la réaction de l'organisme et les effets consécutifs doivent nécessairement être radicalement modifiés. Tous les phénomènes de la réaction se suivent avec force et violence, et si rapidement, qu'il serait difficile de les distinguer dans leur marche de développement.

Le choc qu'imprime l'eau au corps entier, ou à la partie sur laquelle elle est dirigée, et l'ébranlement qu'en éprouve tout l'organisme, sont en raison directe de la force d'impulsion donnée au liquide et de sa température. Il s'échappe sous forme de courant d'un filet simple ou multiple, ou bien encore il s'élance en rayon, en colonne, projeté ou tombant de son propre poids sur le corps, et provoquant une irritation et une réaction plus ou moins promptes et énergiques.

D. Le BAIN DE FLOTS se prend dans une masse d'eau mouvante et écumante, comme dans les rivières rapides, dans la mer agitée, sous les roues d'un moulin à eau, etc., dans un courant établi par l'art. Les baigneurs sont réunis en plein air, ou isolés et renfermés dans des cabanes de bois fixes ou flottantes. Quelquefois on approprie à cet effet un courant naturel, que l'on couvre pour préserver les malades des intempéries de l'air et de l'ardeur du soleil. On plonge et l'on expose aux flots tout le corps ou une partie seu-ment.

Le bain de flots se rattache entièrement, quant à ses effets, à celui que nous avons pris pour type, et dont nous avons minutieusement décrit toutes les propriétés hygiéniques et curatives ; mais, comme nous l'avons dit précédemment, la percussion et le frottement continuel auquel il soumet les parties exposées à son action, lui donnent une bien autre énergie ; ce qui indique son emploi dans des cas où les autres bains sont administrés sans aucun avantage.

Ce mouvement continu, seul ou favorisé par l'exercice du malade, qui se débat contre les flots, est un stimulant actif des systèmes nerveux et sanguin, dont il ranime l'énergie. Il provoque la réaction et fortifie tout l'organisme.

De tous les bains que la nature nous prépare, c'est le meilleur ; il convient surtout aux grands établissements, auxquels les gouvernements et les administrations des villes devraient s'intéresser plus qu'ils ne le font. Le bain de flots est le plus convenable pour conserver et consolider la santé publique et privée. Pourquoi les gouvernements ne favoriseraient-ils pas de tous leurs moyens, comme le faisaient la Grèce et Rome, l'érection de pareils établissements mis à la portée du peuple, et qui conserveraient et ranimeraient ses forces ? Ainsi disparaîtraient des maladies qui prennent naissance dans la malpropreté, et qui finissent par devenir héréditaires.

Les nouveaux établissements hydropathiques emploient avec grand avantage ces sortes de bains contre les affections générales, surtout quand elles dépendent du manque d'activité des fonctions de la peau. Ils facilitent la convalescence des malades guéris dans ces établissements, et ils sont autant du domaine de l'hygiène que de celui de la médecine. Les règles à suivre pour leur usage sont exposées au chapitre qui traite des bains froids comme moyens *hygiéniques*.

E. Les BAINS D'ABLUTIONS (*lotions*) générales ou partielles, fréquentes ou abondantes, forment un procédé mixte, tenant le milieu entre les lotions ordinaires et le bain froid proprement dit.

Ils préparent très-bien les malades à supporter ce dernier, et lui servent de transition ; ils ne le remplacent que dans les cas où une trop grande faiblesse rendrait funeste une réaction générale plus ou moins forte. On les prend avec facilité dans une cuve large et peu profonde, en se servant d'une éponge, d'un essuie-mains, d'une brosse tendre, ou bien de la main seule, pour porter l'eau sur les parties, et en même temps exercer sur elles de légères frictions.

Une manière plus efficace et plus héroïque de pratiquer ces lotions abondantes, consiste dans le procédé suivant : on trempe dans l'eau froide un large essuie-mains ou autre grand linge ; on le saisit par les deux coins opposés, et on se jette l'arc formé par le milieu sur le cou, au-dessus de la tête en tirant alternativement les deux côtés, et exerçant ainsi le frottement humide depuis la tête jusqu'aux pieds. De quelque manière qu'on s'y prenne quand on n'a pas les forces nécessaires, il faut toujours être prompt et agile, pour éviter tout refroidissement qui a lieu d'autant plus facilement, que l'air ambiant est plus chaud que l'eau du bain ; d'où il suit qu'à la température ordinaire, on se refroidit plus souvent en se lavant à chaud qu'à froid.

Il est toujours prudent de procéder par gradations. Le temps le plus favorable est le matin et le soir, toujours à une heure assez éloignée des repas. On doit s'entourer de toutes les précautions recommandées en général aux baigneurs.

Cette simple pratique, plus ou moins fréquente et bien exercée, est un des fortifiants généraux les plus précieux et en même temps un moyen de guérison dans les cas d'affections légères, où une réaction générale n'est point nécessaire ou pourrait même être nuisible. Telles sont les affections organiques de la poitrine, les spasmes, les battements de cœur, les maladies chroniques du larynx, avec raucité ou extinction plus ou moins complète de la voix, les pollutions nocturnes, les leucorrhées et autres écoulements atoniques.

On peut dire, en général, que cette espèce de bain se rapproche pour ses effets beaucoup du bain ordinaire, général ou partiel ; qu'il peut être diversement modifié ; qu'il prévient et guérit une foule de petites indispositions.

On ne saurait trop recommander aux personnes qui se traitent chez elles les ablutions qu'on doit faire principalement le soir avant de se coucher. Les maladies légères, la goutte naissante, les cas d'irritabilité, comme dans ceux d'atonie de la peau, cèdent souvent aux ablutions accompagnées d'une abondante boisson d'eau froide, si l'on trouve plus commode de les employer le matin, il faut avoir soin de les pratiquer au sortir du lit, avant que le corps soit rafraîchi, et prendre de suite de l'exercice au grand air. Elles devraient être habituellement adoptées par tout le monde, et faire partie du régime conservateur de la santé.

Les personnes qui sont décidées à subir le traitement hydropathique dans toute sa sévérité font bien de s'y préparer par les ablutions ; on se dispose ainsi à supporter le bain froid qui succède à la sueur, et l'on abrége de beaucoup la durée de la cure.

Les BAINS D'AFFUSION ne diffèrent des BAINS DE

CHUTE OU TORRENT D'EAU que par la distance ou par la hauteur de laquelle le liquide tombe naturellement, ou est projeté et versé largement sur le patient. Les affusions sont ordinairement moins violentes et se rapprochent plus des lotions simples, tandis que, au contraire, chutes ou torrents, venant toujours d'une hauteur plus grande, et la masse d'eau plus considérable, ils impriment à l'économie une secousse plus énergique et se rapprochent des douches.

Quand on n'a pas à sa disposition une chute d'eau naturelle, on prend ces bains dans des cuves ou larges baignoires dans lesquelles on se tient debout assis ou couché, selon le cas, on se fait verser, du haut d'une chaise ou d'une table, etc., une quantité d'eau assez considérable pour couvrir tout le corps, ou, plus rarement une seule partie ordinairement malade. Comme ces bains surprennent les malades et impriment au système nerveux, ainsi qu'à tout l'organisme, une secousse très-forte, on peut commencer par une moindre quantité d'eau, qu'on augmente à la seconde et à la troisième reprise ; les enfants et les personnes moins fortes doivent être soutenus ; il faut aussi leur épargner les grandes surprises, et même quelquefois les couvrir d'un linge, pour amortir la première secousse que fait éprouver la chute de l'eau froide, et que ne pourraient supporter les êtres trop délicats.

Dans les intervalles de ces affusions ou chutes, on doit essuyer, frictionner, couvrir le patient, ou même dans les cas de maladie grave le coucher dans son lit, afin que la réaction soit favorisée.

Les effets des affusions surpassent en intensité ceux des lotions simples, et les fortes averses ou chutes d'eau produisent des effets plus prompts et plus énergiques encore. Les unes et les autres constituent un des moyens les plus héroïques de l'art de guérir, dont l'emploi demande la plus grande circonspection surtout dans le traitement des maladies aiguës.

L'usage de ces bains est des plus avantageux pour calmer la surexcitation du système nerveux dans les fièvres nerveuses et typhoïdes, accompagnées de délire furieux et de sopor, comme pour apaiser la grande sécheresse et la chaleur de la peau, dans la fièvre scarlatine avec symptômes nerveux ou avec un caractère inflammatoire et putride, ou bien encore lorsqu'il y a imminence de métastase. On les emploie également dans les congestions et inflammations du cerveau, de même que dans différents cas d'hystérie, de mélancolie, d'hydrophobie, de paralysie partielle, etc., en ayant toujours la précaution de ne pas choisir la période du froid dans les fièvres, ni celle de la desquamation dans les affections exanthématiques.

Comme on le voit, il ne faut pas faire un usage imprudent de ces bains. Un médecin expérimenté doit en surveiller l'administration, qui n'est indiquée que dans le traitement de maladies graves et quelquefois désespérées.

Les BAINS DE DOUCHE consistent dans la chute de filets ou colonnes d'eau plus ou moins volumineuses, tombant d'une certaine hauteur, ou projetés d'une certaine distance et dirigés sur le corps du patient. De toutes les manières d'employer l'eau, c'est la plus susceptible d'exercer la percussion la plus forte sur le corps, de provoquer, par conséquent, une excitation très-vive dans la partie douchée, d'amener même l'apparition de taches noires (ecchymôses) et de produire des contusions profondes, quand on ne prend pas les précautions nécessaires.

La douche est dite *naturelle*, quand on ne se sert que de la force naturelle de l'eau tombant d'une certaine hauteur. On la dirige à volonté par des tuyaux (*doccia, ductus*) en bois, métal ou cuir, etc., munis ou non à l'extrémité opposée d'un pommeau troué, d'un robinet, d'une canule, etc. D'autres fois, on est obligé de se créer une chute d'eau, en établissant de larges réservoirs aux étages supérieurs des maisons, ainsi qu'on le pratique dans les établissements hydropathiques ; de sorte que l'eau, comme dans le cas précédent, n'a d'autre force que celle de sa chute, qui est en raison directe de la hauteur du réservoir, du volume de la colonne d'eau, ainsi que de l'absence d'obstacles à franchir.

La douche est, au contraire, *artificielle*, quand on la construit sur le modèle des pompes foulantes, auxquelles on peut donner une force extraordinaire. On dirige les liquides de différentes natures dans tous les sens (douches descendantes, ascendantes et latérales), en colonnes simples ou divisées en deux ou plusieurs filets (douches bruissantes, en gerbe, etc.), selon l'indication à remplir. Elles sont bien plus faciles à manier, et plus énergiques que les douches naturelles.

Enfin, les douches tirent leur nom des organes sur lesquels on les applique. Parmi ces derniers sont les DOUCHES D'YEUX, qui occupent, depuis que leur efficacité est bien constatée, une des premières places, tant à cause de leur forme ingénieuse, qu'à cause de leur utilité pratique.

La secousse que la douche imprime au corps n'est pas aussi générale que celle produite par les chutes ou averses abondantes ; mais elle est plus énergique, et l'ébranlement qui s'en suit est plus profond, quoique l'action première soit toujours plus locale. Dans les premiers moments, le froid se fait sentir d'une manière plus intense que dans un bain d'égale température ; mais bientôt on n'éprouve plus ce sentiment de frisson, à cause de la chaleur mordicante qui se développe sur la peau de la partie frappée par la colonne d'eau.

On conclura de ce que nous venons d'exposer que la douche est indiquée dans les cas où l'on cherche moins à rafraîchir la peau et à fortifier lentement les systèmes, qu'à les ébranler profondément, à les réveiller et à les exciter par une plus ou moins longue durée d'application, pour laquelle il est très-important de bien choisir son temps.

Comme les moyens les plus héroïques, et qui opèrent les cures les plus merveilleuses et les plus rapides, ont nécessairement une action violente, qui produit une perturbation profonde dans toute l'économie, leur emploi exige des précautions minutieuses et une grande circonspection de la part du médecin. Ainsi, par exemple, la douche forte, imprudemment dirigée sur la tête ou sur la région précordiale, pourrait donner naissance aux accidents les plus formidables, et même causer la mort, tandis que, sagement guidée, elle triomphe de maladies réputées incurables jusqu'à présent, parce que la médecine ordinaire n'a pu parvenir à les guérir. La paralysie, la surdité, les contractures, les raideurs des articulations, etc., sont au nombre de ces maladies réputées incurables, et que nous parvenons à traiter convenablement.

Les différentes espèces de douches sont employées avec succès contre les affections variqueuses, hémorroïdales et spasmodiques, les anciennes tumeurs et nodosités, les ulcères calleux et atoniques, contre les maladies qui résultent d'une trop grande atonie des intestins et des parties génitales, contre les opthtalmies rhumatismales, l'amaurose, etc.

Remarque. Il faut rattacher à ce genre de bains les injections de toutes espèces que l'on pratique dans des cavités quelconques, quand on veut agir, non pas seulement par le simple contact du liquide introduit, comme nous avons vu en traitant des bains internes, mais encore tirer parti de la force avec laquelle le liquide froid est porté sur les organes malades, comme, par exemple, lorsqu'on veut détruire les resserrements spasmodiques de certaines ouvertures naturelles, combattre l'engorgement chronique des amygdales, l'obstruction des voies lacrymales, etc.

Les bains de stillation, ou bains de gouttes détachées, sont toujours partiels et consistent dans la chute d'eau tombant goutte à goutte d'une certaine hauteur sur une partie du corps.

On se sert, à cet effet, d'un vase quelconque, muni d'un robinet, que l'on ouvre de manière à ce qu'il ne laisse échapper l'eau que goutte à goutte, avec une rapidité qu'on gradue à volonté. Le vase lui-même est placé à une hauteur d'après laquelle on calcule la force de percussion de la goutte d'eau qui tombe sur la partie malade.

L'action de cette stillation froide et percutante, quoique restreinte en apparence, ne se borne pas à la superficie de la partie qui la reçoit immédiatement ; elle se progage de plus en plus en surface et en profondeur, et la réaction est d'autant plus vive et d'autant plus efficace, qu'elle est à tout moment et alternativement interrompue et reproduite par cette irritation répétée coup sur coup. Lorsque l'eau tombe d'une hauteur assez considérable, ce bain fait naître bientôt de la rougeur, du gonflement et une chaleur brûlante dans la partie exposée à ce choc infinitésimal, qu'il faut savoir modérer quand il frappe des parties très-sensibles, dans lesquelles le système nerveux est richement développé. Imprudemment administré, il pourrait dans ce cas faire naître des accidents regrettables et difficiles à calmer.

On peut hâter et accroître l'effet du bain de stillation en frictionnant avec une brosse ou avec un autre corps un peu dur l'endroit touché; de même qu'on l'amoindrit et qu'on le retarde en couvrant d'un linge la partie frappée. On habitue aussi de cette manière la partie malade aux coups redoublés et uniformes de cette espèce de bain, qu'il ne faut pas prolonger au-delà d'une demi-heure, même quand il y a une grande insensibilité, comme dans les tumeurs indolentes, les paralysies partielles, etc.

C'est moins à la force qu'à la fréquence de l'action qu'il faut attribuer les succès qu'on obtient de l'usage du bain de stillation. On l'emploie avec avantage contre les maux de tête nerveux, en ayant soin de raser préalablement la place qui doit être soumise au choc de la stillation, contre différentes espèces de névralgies et de maladies mentales, contre la roideur des membres, les contractures, etc. On administre ce bain de gouttes d'eau sur les régions précordiales, dans la mort apparente des nouveaux-nés, dans les affections comateuses, soporeuses, dans l'hydrocéphale congéniale, etc.

Les BAINS DE PLUIE FORTE, ou d'ONDÉE, sont, comme leur nom l'indique, de véritables averses ou giboulées d'eau froide, que l'on fait tomber d'une certaine hauteur sur la tête, le cou, la nuque, le dos, ou sur d'autres parties du corps. Les appareils qu'on a inventés pour administrer ce bain varient beaucoup, depuis celui du premier inventeur, consistant en une cuve à fond percé, formant réservoir, qui est montée sur quatre piliers réunis inférieurement par un plancher, et qu'on alimente avec une pompe foulante, jusqu'au simple arrosoir, obliquement suspendu au coin d'une chambre, et sous lequel on se place pour en recevoir la pluie, à laquelle on soumet telle ou telle partie du corps.

Ces bains surprennent le malade et produisent un effet rapide, qui se répand de la tête aux pieds. Ils procurent une excitation modérée, sans imprimer une forte secousse aux nerfs, rafraîchissent tout le corps, à cause de la division de la masse d'eau, et fortifient singulièrement toute l'économie, mais plus particulièrement les organes des sens, réunis pour la plupart à la tête. Ils exigent les mêmes précautions que les autres bains froids, doivent être de peu de durée, et peuvent être pris avec avantage tous les jours.

L'usage de ces bains est plutôt hygiénique et préservatif que curatif. On les recommande néanmoins contre diverses maladies, et surtout contre celles qui reconnaissent pour cause une trop grande irritabilité du système nerveux. Ils sont employés avec avantage pour faire disparaître la disposition si fréquente aux catarrhes et aux rhumatismes, pour combattre les sueurs excessives, l'insomnie, l'hystérie, la chlorose, etc., et pour détruire l'excessive sensibilité de la peau aux changements de la température atmosphérique, sensibilité que nos mœurs efféminées ont fait naître, tandis qu'elle devrait être cuirassée contre toutes les variations de l'air qui nous environne.

Le BAIN DE PLUIE FINE, dite POUSSIÈRE HYDRAULIQUE, dont il sera spécialement question, est une nouvelle invention allemande, et paraît être appelé à remplacer, jusqu'à un certain point, tous les autres bains, parce que l'appareil construit pour son usage domestique est susceptible de réunir, à peu d'exceptions près, toutes les espèces de bains que nous venons de passer en revue. Nous décrirons plus loin cet appareil ingénieux, dans lequel on baigne le corps au moyen d'une pluie très-fine, qui, jaillissant de tuyaux recourbés et percés de petits trous, vient de tous les côtés arroser la peau, en imprimant à la surface cutanée une percussion douce et multipliée à l'infini, comme le font les gouttelettes qui frappent la peau en s'entrecroisant dans tous les sens.

L'action de ce bain est moins énergique que celle du bain de pluie forte, mais elle est plus pénétrante que celle de la plupart des autres bains. Sa durée varie d'après chaque cas particulier et d'après le mouvement qu'on peut se donner durant la pluie; mais elle doit toujours être assez courte, afin que la réaction puisse s'opérer facilement. Une fois le premier frisson passé, l'effet du bain de poussière hydraulique est des plus agréables ; il répand sur tout le corps une douce fraîcheur, à laquelle succède une chaleur générale et modérée, qui ranime toutes les fonctions de la vie organique et de la vie animale, et qui donne à celui qui en fait usage une sensation toute particulière de calme, de force et de bonheur.

L'usage de ce bain est plus du domaine de l'hygiène que de celui de la médecine, à laquelle il rend néanmoins des services éminents, comme on le verra plus loin. On s'en sert avec avantage contre les maladies dont la cause principale gît dans une trop grande dilatation et laxité du système veineux, et dans l'irrégularité des fonctions sécrétoires et excrétoires. C'est ainsi qu'on le recommande pour combattre les engorgements lymphatiques, les congestions passives, les hémorroïdes, le trop grand relâchement des forces physiques et morales, la faiblesse nerveuse, l'éréthisme habituel du système vasculaire, etc.

Bains d'eau chaude, de vapeur et de sudation. Nous ne les employons qu'autant qu'ils favorisent l'action des autres bains. Ils donnent une grande expansion à la surface du corps, et le rendent ainsi plus apte à recevoir l'impression du bain froid ; ils ramollissent la peau, et contribuent à la sécrétion abondante de la sueur, que provoque le procédé de sudation employé par Priesnitz et par ses disciples. Nous ne décrirons pas ici les bains d'eau élévée à divers degrés de température, ils sont suffisamment connus ; quant aux bains de vapeur d'eau, on les prend dans des chambres appropriées à cet usage : ce sont les *bains d'étuve*, pouvant contenir plusieurs malades à la fois. On les administre également dans des appareils qui ne comprennent qu'une personne : ce sont les *bains en boîte*. On en trouve au magasin des Bains de pluie fine, dits *Bains de poussière hydraulique*, à l'Institut hydropathique et médico-électrique de M. Geoffroy, à Pont-à-Mousson.

Les bains de sudation à la manière de Priesnitz, préparent bien mieux que les bains d'eau chaude et bains de vapeur ; ils n'affaiblissent pas, sont plus naturels, et en même temps plus faciles à administrer.

Dans ces derniers, c'est la chaleur propre du corps qui se développe et s'accumule sur la surface externe, où elle est retenue par de mauvais conducteurs du calorique, dont on entoure étroitement le corps. Pour cela, on entortille le malade nu dans une grande couverture de laine, de sorte que les yeux, le nez et la bouche restent seuls libres; on le couche ainsi emmaillotté dans un lit ordinaire ; on le recouvre d'un édredon et d'autres corps légers et capables d'accumuler la chaleur du corps et d'intercepter tout accès à l'air ambiant. Ainsi couché, le malade garde le repos, après avoir fait avec ses mains quelques frictions sur le corps et sur les cuisses. Il étend ses bras le long du corps, en attendant l'explosion de la sueur, qui se fait plus ou moins attendre, selon les dispositions individuelles.

L'apparition de la sueur est accompagnée d'une sensation de soif ardente, que l'on calme en donnant à boire au malade une grande abondance d'eau fraîche ou froide, et on lui fait respirer en même temps un air frais fréquemment renouvelé. Cette pratique excite la transpiration à un tel point, que souvent la sueur traverse le lit et coule sur le plancher.

Après être resté dans ce bain de sudation naturelle un temps plus ou moins long, selon les exigences des différents cas, le malade est porté, tout couvert de sueur, dans un bain entier d'eau froide, ou seulement dans un demi-bain, où il est en même temps soumis à des affusions. Il n'y reste pour la première fois que fort peu de temps, se frictionne et se livre à des mouvements actifs qui provoquent et facilitent la réaction, qui est le grand moyen de guérison employé par la nature, et sur laquelle le médecin doit toujours avoir son attention fixée.

Remarque. Pour se faire une idée de l'innocuité de cette pratique, qui, au premier moment, doit paraître paradoxale et contraire aux principes de la saine raison et de la physiologie, surtout quand on considère que quelquefois un seul verre d'eau froide, pris lorsqu'on est dans un état de forte transpiration, cause un refroidissement subit, capable d'amener des maladies graves et même la mort, il faut bien distinguer deux espèces de sueur, très-différentes l'une de l'autre, d'après la cause qui la produit. L'une est forcée ou provoquée aux dépens des forces de l'organisme, qu'elle épuise ; l'autre est naturelle, proportionnée aux forces, et, par conséquent, bienfaisante et salutaire.

La première est produite par des excitants pris ou développés à l'intérieur, comme sont les médicaments diaphorétiques (sudorifiques), narcotiques, les boissons fortes, ou par des agents morbides qui résident dans l'organisme malade, contre lesquels il s'épuise en vains efforts ; elle est encore provoquée par tout ce qui demande une grande dépense de forces, comme les longues courses, la danse et les exercices gymnastiques en général, où le système nerveux est fortement excité, où la circulation du sang est accélérée. Dans ces cas il y a fatigue des fibres musculaires, trop longtemps tendues, et des organes respiratoires, chargés de trop de fluides. La seconde espèce de sueur, au contraire, est plutôt la manifestation d'une trop grande accumulation de calorique à l'intérieur ; chaleur produite par les seules fonctions de l'organisme *en repos*, sans la coopération d'aucun excitant fort, et, par là même épuisant, mais favorisée, accumulée sur la surface cutanée, et retenue par des corps environnants, plus ou moins mauvais conducteurs du calorique.

On voit facilement que, dans le premier cas, l'organisme s'épuise en efforts, de sorte qu'il est mis hors d'état de réagir assez énergiquement pour soutenir une nouvelle lutte, même peu violente ; c'est pourquoi il doit succomber aisément, comme le malade succombe souvent à une légère récidive, après avoir vaincu une longue et grave maladie. Dans le second cas, au contraire, qui est celui de la nouvelle méthode, il ne se fait aucune dépense de forces, mais l'économie en gagne, et tous les systèmes organiques sont disposés à recevoir le choc hostile du bain froid.

Comme nous l'avons vu précédemment, ce choc est d'autant plus violent et d'autant plus propre à provoquer une réaction énergique, que le passage du chaud au froid est plus rapide, et que la différence entre ces deux états est plus grande. L'organisme, ainsi disposé, triomphe promptement de l'attaque passagère du froid interne et reprend sa chaleur naturelle. Tous les organes, surexcités, réagissent ; ils fonctionnent avec ensemble, chassent et détruisent les principes morbides, et restaurent les forces du malade, étonné de cette nouvelle énergie vitale. Elle provient de l'accord inaccoutumé avec lequel se font tous les actes de la vie organique et de la vie animale, qui, auparavant, s'opéraient dans l'isolement, sans que le principe conservateur ait la force de les appeler à un concours unitaire d'action. A l'anarchie des fonctions succède l'harmonie de mouvement de tous les fluides animaux, par l'accord de tous les organes qui président à leur entrée, à leur élaboration, à leur marche et à leur sortie régulière. Là est la vraie médecine, basée sur l'étude attentive des lois de la nature; et là, par conséquent, est le secret des cures merveilleuses qu'obtiennent Priesnitz et ses nombreux disciples.

MANIÈRE

DE SE SERVIR

de

L'APPAREIL

DE BAIN DE PLUIE FINE.

Pour compléter et achever ce qui se rattache matériellement à cet appareil de bain, il faut nécessairement indiquer ici la manière généralement suivie d'en faire l'usage convenable. Sans anticiper sur ce qui a été dit plus loin de la manière *diététique* et *curative* du bain même, ainsi que des règles relatives à l'usage des bains en général, et des précautions particulières à prendre pour le choix de l'eau et du temps, pour la différence du tempérament, de l'âge, du sexe, etc., nous tâcherons de tenir, dans ces avis, le milieu entre ce que le bon sens seul dit déjà à chacun, et ce qu'il est indispensable de savoir sur l'emploi d'un meuble encore tout neuf pour le plus grand nombre de personnes.

Il se présente naturellement ici trois temps destinés à prendre en considération : celui qui précède, celui qui s'écoule durant le bain, et enfin celui qui suit. En premier lieu, nous devons signaler une règle générale, qu'on ne néglige guère impunément, c'est d'éviter soigneusement les extrêmes sous le rapport de la chaleur et du froid, du calme et de l'agitation, soit physique, soit morale, et de la vacuité autant que de la réplétion de l'estomac. Les transitions rapides d'un état de chose à un autre tout opposé, exigent les plus grandes précautions pour ne pas devenir nuisibles, et même funestes.

Avant tout autre apprêt, il est nécessaire que l'appareil soit placé solidement et bien d'aplomb avec le plancher sur lequel il repose, afin que les pieds de la porte-fond de l'appareil touchent facilement et également le sol, et que durant qu'on baigne, il n'y ait aucun danger pour le baigneur de faire sur le fond l'exercice et les mouvements nécessaires. Après avoir desserré et abaissé la porte en trappe, on met sous le bec le bassin en zinc destiné à recevoir l'eau qui a servi au bain; on déploie les reverbères reposant sur leurs baguettes appuyées verticalement sur le plancher, et on met ensuite à sa place le réservoir, en le passant à travers le haut-fond, si toutefois on n'a pas l'habitude de le laisser continuellement là. Afin de ne pas avoir le désagrément de répandre l'eau inutilement, on s'assure encore, avant de remplir le réservoir, si les robinets sont bien tournés et ferment exactement. La quantité d'eau nécessaire au bain est portée dans le réservoir sur le haut-fond, en montant simplement sur une chaise ou une petite échelle placée à côté de l'appareil, plutôt que sur le fond glissant de zinc; ou bien et plus commodément, au moyen d'une pompe foulante ou d'un petit seau à long manche, expressément fait à cet usage. En appliquant les tuyaux jaillisseurs, on aura soin de ne les saisir que par la partie qui s'adapte aux douilles du tuyau descendant du réservoir, pour ne pas les plier, les faire dévier de leur direction propre, et changer ainsi le jet de la pluie. Rien ne doit être forcé, quel que soit le genre de tuyaux ou de capsules qu'on applique, car tout est bien ajusté, et avec un peu d'adresse on le manie très-facilement.

Quand on emploie de l'eau tiède ou chaude, il faut toujours lui donner deux à trois degrés de plus que la chaleur que l'on désire ressentir sur le corps, car le contact du bassin des tuyaux et celui de l'air même dans lequel la petite quantité est tant de fois divisée dans son jet, lui en ôtent au moins autant. Mais pour obvier à cet inconvénient, et à un autre plus grand pour les personnes sensibles, on peut verser une petite quantité d'eau très-chaude ou même bouillante dans le réservoir, pour chauffer ainsi, au préalable, tout l'appareil, et surtout le fond en zinc sur lequel on marche les pieds nus ; ce qui s'effectue également en y répandant seulement un peu d'eau chaude.

En cas qu'on aime à se servir d'une eau mêlée de quelques ingrédients médicaux, tels que herbes, fleurs, semences aromatiques, etc., il faut passer le liquide chargé à travers un morceau de drap ou de flanelle, afin que les petits trous des tuyaux ne soient bouchés par ces substances, et la pluie ainsi interrompue.

L'appareil étant ainsi monté, et le bain préparé, on fait bien d'essayer les robinets, qui, lorsqu'ils ne sont pas soigneusement entretenus, marchent parfois difficilement, et peuvent occasionner à des personnes faibles un refroidissement général, quand elles y emploient en vain leurs forces au moment ou le corps dénudé attend le jeu du bain. Un accident tout à fait opposé à celui-ci peut résulter d'un manque de soin suffisant, de mettre bien fermement les tuyaux et capsules, dont l'un ou l'autre, par le premier choc de la colonne d'eau, peut tomber, de sorte que le baignant reçoit, au lieu d'une pluie fine, une douche forte, à laquelle il ne s'était nullement attendu. Cet accident pourrait causer à des personnes très-délicates une grande frayeur, qu'il est déjà, sans cette imprudence, assez difficile d'éviter à ceux qui baignent pour la première fois, surtout avec de l'eau froide; et il est toujours prudent de ne procéder que par degrés, et de ne pas laisser seuls de suite les sujets faibles et les enfants.

La température de la place dans laquelle on se propose de baigner, doit être réglée d'abord sur la sensibilité de la personne qui baigne, et, avant tout, être à l'abri de tout courant d'air. Toutefois, il faut avoir soin, pour éviter une sensation désagréable et le danger de se refroidir, que la température de l'air ambiant ait quelques degrés de chaleur de plus que le liquide qui sert au bain, soit chaud, soit froid. En négligeant ce point de précaution pratique, on s'expose toujours à un refroidissement, que l'on s'attire, d'après une observation aussi simple que vraie, plus facilement en baignant chaud, qu'en le faisant froid. Et il résulte de ce fait, que la saison froide est tout aussi propre pour s'habituer aux bains domestiques de toutes températures, que la belle saison, vu qu'on se crée une température à volonté et toujours bien réglée sur celle de l'élément du bain. Il est d'ailleurs très-facile de se faire à l'usage du bain froid, qui est incontestablement et généralement parlant, le meilleur de tous. Dix à quinze jours suffisent ordinairement, en diminuant de jour en jour la température de quelques degrés.

Il est prudent de mettre, avant de se rendre au bain même, en place et bien à sa portée, tout ce dont on a besoin pendant qu'on y est et au moment d'en sortir, pour éviter les désagréments de devoir y recourir en temps opportun.

Après avoir bien choisi son temps, d'après les circonstances générales et individuelles, et tout étant bien disposé, on ne doit jamais mettre trop de temps à se déshabiller; on s'y prendra d'autant plus lestement que l'air ambiant est plus froid, et, par conséquent, plus capable de soustraire au corps, en un temps donné, une plus grande quantité de calorique. Cette petite opération seule, quand on peut la faire soi-même, ne contribue pas peu à disposer déjà mieux au bain subséquent, par l'exercice du corps qu'elle exige; mais cette disposition augmente et s'accroît considérablement, lorsqu'on exécute sur tout le corps des frictions douces, légères et rapides, au moyen d'un essuie-mains d'un gant de flanelle, d'une brosse à peau, comme on les trouve au magasin des appareils même, ou des mains nues.

Par ces frictions préparatoires sèches, on ne parvient pas seulement à soulever et faire tomber toutes les petites parcelles squammeuses qui se détachent continuellement de l'épiderme, et empêchent, en s'accumulant, la fonction sécrétoire et excrétoire de la peau, mais on produit par là même un effet bien plus remarquable, que voici : en frictionnant ainsi le corps, on réchauffe la surface cutanée en l'excitant doucement, on en rehausse la vitalité, et, ce qui est plus encore, on y développe à un haut degré l'électricité propre du corps, opération bienfaisante, que le frottement et la percussion de la pluie fine du bain continuent et augmentent même, à laquelle on attribue, en grande partie, cette revivification, cette ranimation, si je puis m'exprimer ainsi, si merveilleuse de tous les systèmes, et qui constitue une des plus belles prérogatives qu'on a reconnues à ce genre de bain.

Comme les opinions des premières autorités médicales même sont divisées sur le point de savoir si, en entrant au bain, en général, et surtout au bain froid, il vaut mieux mettre tout d'un coup le corps entièrement sous l'eau ou d'y entrer lentement et par degrés, nous abandonnerons ce point pratique au jugement individuel de chacun. On se décidera pour l'une ou l'autre manière, ou bien on pratiquera tantôt l'une, tantôt l'autre, selon l'impression première et les effets consécutifs qu'on en éprouve ou qu'on cherche à en obtenir.

Toutefois, nous devons prévenir ceux qui commencent à user du bain en question ici, ne sachant pas encore bien le manier, et n'en connaissant pas bien la portée, qu'il est toujours prudent, pour éviter tout accident fâcheux, de se faire arroser d'abord les mains, la figure, le cou et la poitrine, par le jet multiple de la capsule appliquée à la douille supérieure, dont on ouvre à cet effet le robinet aussitôt qu'on est placé à sa portée. On accompagne ce premier arrosement et rafraîchissement partiel, qui doit d'ailleurs être de la plus courte durée possible, de légères frictions, en se lavant ainsi rapidement les parties exposées au liquide clair et jaillissant, qu'on aspire largement par la bouche et le nez. Après cela, on arrête ce jet préparatoire et transitoire, et on ouvre aussitôt le robinet commun, en se baissant à l'instant même pour recevoir toute la pluie sur tout le corps à la fois, depuis la tête jusqu'aux pieds, si toutefois il n'y a pas de contre-indication à cette manière d'agir.

On aura soin de tourner, quand on plonge ainsi, la face du côté où le demi-cercle que forment les tuyaux est ouvert, de sorte que le jet de la pluie n'incommode point le baigneur en lui donnant trop dans la figure, mais qu'il est d'autant mieux dirigé sur les oreilles, les épaules et le reste du corps. C'est aussi cette position qui permet le plus de liberté dans les mouvements des membres, et qu'il est également préférable de prendre, lorsqu'on veut plonger tout d'un coup en entrant au bain.

Après quelques instants, on se relève, se retourne et on ferme le robinet, pour revenir d'autant plus promptement de la première impression, toujours un peu surprenante, et ramener par quelques mouvements et quelques frictions la chaleur, quand on baigne froid, qui se manifeste tout de suite par une évaporation d'autant plus marquée, que la place dans laquelle on baigne est plus froide.

Cette première manœuvre passée, on commence à goûter déjà les effets bienfaisants du bain, qui vont alors en augmentant. Sans se laisser refroidir le moins, on fait jouer de nouveau le liquide, on s'y meut diligemment en se frottant alternativement les bras, depuis les mains jusqu'aux épaules, les jambes jusqu'aux pieds, en les relevant l'une après l'autre entre les deux mains, et tout le corps, tantôt par devant, tantôt par derrière, et sur les hanches surtout, en se tournant et retournant habilement et lestement. Dans cet exercice, on tâche toujours d'exposer au plus fort jet, ou même à un filet d'eau particulier, les parties du corps qui ont le plus besoin de l'impression du liquide, comme celles affectées de rhumatismes, par exemple, qu'on frictionne également avec plus de force avant et durant le bain.

Il est incroyable quelle agilité, quelle souplesse dans les membres, quelle aptitude et quelle facilité dans les mouvements, procure cette simple pratique souvent répétée, et combien elle favorise la réaction générale et préserve ainsi de tout refroidissement, même les personnes les plus délicates, tandis que l'inactivité, l'indolence et la paresse dans les bains froids de toutes espèces, exposent toujours à des accidents préjudiciables et quelquefois funestes.

On fait aller ainsi le mécanisme, en arrêtant son jet deux, trois fois et plus, au gré du baignant, jusqu'à la fin du bain, dont la durée peut être calculée exactement d'avance sur la quantité d'eau versée dans le réservoir, et que d'un autre côté, une sensation toute particulière et individuelle détermine encore mieux, en nous avertissant qu'il est temps d'en sortir. Ordinairement on le prend de 5 à 6 minutes, terme qu'on abrège ou prolonge en se réglant sur le besoin ou l'habitude du baignant, ainsi que la température de l'eau et son action plus ou moins intense sur le corps, selon le degré de sensibilité.

Il n'est point à conseiller de s'asseoir et encore moins de se coucher dans le bain, à moins que des circonstances impérieuses ne l'exigent, parce qu'on est trop privé du mouvement nécessaire qu'on doit s'y donner, et qui est aussi essentiel ici que salutaire. Aussi fait-on toujours mieux de se servir, s'il est possible, soi-même; et l'ancien proverbe, qu'on n'est jamais mieux servi que quand on se sert soi-même, trouve ici une double application.

Quand on emploie du savon, durant le bain,

soit pour mieux nettoyer la peau, soit pour rendre le frottement du corps plus facile et plus doux, il faut bien prendre garde de glisser sur le fond en zinc et de tomber, car une chute en ce moment pourrait avoir de très-fâcheuses suites pour le baigneur et causer de l'endommagement à l'appareil. Le même accident peut tout aussi facilement avoir lieu, lorsqu'on recouvre le fond d'un linge ou d'une autre étoffe qui n'y est pas attaché.

Quant aux couvre-têtes de taffetas et autres dont on se sert habituellement dans les bains, surtout les personnes du sexe, il faut les éloigner et bannir leur usage autant que possible; et se serait se priver d'un des plus éminents avantages de ce genre de bain, que d'y entrer et se baigner le corps recouvert d'une chemise ou d'une autre enveloppe quelconque. Aussi, quand on fait entourer le bain de rideaux, ne faut-il en aucune façon empêcher le libre accès de l'air ambiant et gêner les mouvements nécessaires du corps.

Au sortir du bain, on passe sur un tapis ou un autre tissu étendu sur le plancher, près de l'appareil, pour s'essuyer aussitôt le corps. On se sert, à cet usage, d'un grand essuie-mains, dont la toile peut être aussi grossière que la sensibilité et la délicatesse de la peau le permettent, de sorte qu'on exécute sur la surface cutanée des frictions salutaires en même temps qu'on s'essuie. Après avoir passé légèrement sur la figure, on essuie d'abord la poitrine jusqu'à la région précordiale, comme foyer principal de la chaleur animale, puis on saisit l'essuie-mains à ce destiné par les deux bouts, on se le jette en fronde sur la nuque, et on le passe ainsi en sciant avec plus ou moins de force sur les épaules et toute la surface postérieure du thorax jusqu'aux lombes, comme les parties le plus ordinairement affectées de rhumatismes et très-susceptibles de refroidissement. De là on passe aux pieds, comme les parties les plus éloignées du centre calorique et les plus propres à subir une forte friction, surtout sur les plantes, que l'on soumet l'une après l'autre au frottement du drap en fronde mentionné. Ensuite on frotte bien, en les essuyant, les membres supérieurs et inférieurs, ainsi que le reste du corps, pour ramener la chaleur sur toute sa surface et aider ainsi la réaction générale.

La tête n'étant pas ici exposée à la mauvaise influence des rayons du soleil, du vent, etc., comme lorsqu'on se baigne au grand air, on fait bien de l'essuyer la dernière, et on évite d'autant mieux de cette façon les congestions vers ce noble organe et les maux de tête qui suivent si souvent l'usage du bain en général. Voilà la manière la plus généralement reconnue comme la meilleure et la plus efficace, mais que chacun peut et souvent doit modifier selon les circonstances.

Pendant cette petite opération, qui d'ailleurs doit se prolonger le moins de temps possible, on se remue gaîment et lestement, en évitant l'approche du feu, et, plus encore, le repos dans un lit chauffé, et même les essuie-mains exposés préalablement à la chaleur du poêle; mais au lieu de toutes ces choses-là, qui ne conviennent guère que dans un but médical, et tout au plus aux personnes très-faibles, pour leur ménager les transitions insensibles, on s'habille promptement, dans le même ordre de parties que nous avons indiqué pour s'essuyer et se frotter, et on se livre immédiatement après à un léger exercice de corps, soit dans la maison, soit au dehors, selon que les circonstances le permettent. Ce n'est qu'après quelques mouvements et qu'après qu'on sent la chaleur naturelle se rétablir partout, qu'il est bon de manger quelque chose, tandis qu'on peut boire un bon verre d'eau fraîche tout au sortir du bain.

Celui qui tient un peu à son bain, et étant à même de le faire, doit toujours s'en occuper lui-même, il trouvera en cela une occupation doublement fructueuse et pour lui et pour son appareil. Après le bain, ce dernier doit être essuyé au dedans et au dehors, pour préserver le bois des mauvais effets de l'humidité ; les tuyaux et autres pièces d'ajoutage doivent être démontés avec soin, bien vidés et débarrassés de l'eau qu'ils contiennent, en les renversant sur leurs ouvertures et en y passant de temps en temps la brosse au fil d'archal. Le cuivre, surtout, doit être bien préservé de vert de gris. Dans les petits trous qui pourraient se boucher, on passe l'alène destinée à cet usage, et on cherche à conserver aux tuyaux et autres pièces flexibles, en caoutchouc ou en cuir, leur état de souplesse, soit en les huilant, soit en les humectant de temps en temps un peu pour empêcher la trop grande sécheresse, qui les gâte facilement.

Ces sortes de petits soins sont bien payés par l'usage éminent que l'on a d'un appareil bien entretenu et bien manié. Quand tout est réuni en bon état et en place, bien nettoyé et bien sec, on ferme la porte de l'armoire à la clef, pour éviter des accidents de la part des enfants ou d'autres personnes qui ne connaissent pas la disposition de cet utile meuble, qui, du reste, ne devrait point manquer, mais plutôt occuper une des premières places dans les chambres à coucher, à toilette, dans les maisons occupées par de nombreuses familles, et plus encore dans les institutions de l'un et de l'autre sexe, où les jeunes élèves sont parfois plus luisants de poussière, de houille et de crasse, que de propreté, où leur santé n'est que trop souvent sacrifiée à une instruction mal entendue ou bien à l'intérêt matériel de certaines personnes.

On pardonnera facilement d'un côté cette dernière petite digression, quand on veut s'assurer de la réalité du fait, et de l'autre, les longs détails sur la manière de se servir de l'appareil susdit, lorsqu'on entend journellement faire les questions les plus simples relativement à l'usage de ce nouveau bain.

MÉMOIRE

SUR LES

PHÉNOMÈNES DE CHALEUR

QUI SE PRODUISENT DANS LES ÊTRES VIVANTS;

Par le Professeur PELLETAN.

OBSERVATIONS

de M. le Professeur Pelletan.

Le Mémoire que nous allons reproduire a été publié en décembre 1826, dans la *Revue médicale.* Peut-être, à cette époque, les idées du Monde médical n'étaient pas encore mûres pour les considérations qu'il contient ; quoi qu'il en soit, il a été peu remarqué, et est aujourd'hui à peine connu.

La nature de l'ouvrage qui précède ne nous a point éloigné d'y joindre et d'en rapprocher notre ancien travail : quelles que soient, en effet, les notions humorales un peu surannées par lesquelles M. Munde, qui n'est pas médecin, explique l'action du froid sur les maladies, il n'y a pas moins, dans l'histoire du traitement de Priesnitz, une foule de faits très-importants par leur nature et leur nombre.

Nous avons été frappé de la coïncidence d'une théorie publiée il a dix-sept ans, avec des résultats empiriques obtenus sans théorie, ou même interprétés d'une manière toute différente.

Nous soumettons au jugement de nos confrères éclairés les considérations suivantes :

Nous avons démontré, dans le Mémoire publié en 1826, *que l'activité organique était proportionnelle à la valeur des courants de calorique qui traversent les organes ;*

Que la rapidité des courants pouvait être accrue par la soustraction interne du calorique, aussi bien que par un excès de production, pourvu que dans le premier cas la source intérieure fût suffisante.

Il y a en médecine un grand nombre de faits qui prouvent que le rétablissement de l'action organique, affaiblie ou entravée, est un des plus puissants moyens d'amener la guérison des maladies.

La médecine a souvent employé des bains ou affusions d'eau froide pour relever l'action générale de l'organisme; mais ces moyens n'ont été appliqués que d'une manière transitoire et très-temporaire.

M. Edwards a souvent prouvé que l'hiver rendait l'économie plus apte à produire de la chaleur ; l'application journalière du froid artificiel doit produire le même effet.

Un grand nombre de faits obtenus sans théorie préconçue, et dont la réalité ne peut être révoquée en doute, annoncent une action curative remarquable par l'action de l'eau froide.

Il est donc permis de croire qu'en effet la méthode curative par l'eau froide est un puissant moyen médical, applicable à un grand nombre de maladies, et qui mérite d'être propagée.

Nous n'ajouterons qu'un mot sur l'emploi des transpirations abondantes. Elles occupent déjà un rang distingué dans notre thérapeutique, mais il faut convenir qu'il nous manquait un moyen certain de les reproduire à volonté, et surtout sans encourir le risque d'enflammer un organe essentiel.

La méthode de Priesnitz paraît curative et rationnelle.

Il ne nous reste plus qu'à reproduire notre Mémoire, avec quelques notes.

MÉMOIRE

SUR

LES PHÉNOMÈNES DE CHALEUR

QUI SE PRODUISENT DANS LES ÊTRES VIVANTS.

C'est une opinion générale, reçue et confirmée par toutes les observations, qu'il se passe des phénomènes de chaleur plus ou moins prononcés dans tous les êtres organisés qui sont actuellement vivants, et cette coïncidence est assez générale pour que les physiologistes aient été portés à croire que le calorique était le principal excitant des organes, et la cause qui détermine et modifie l'exécution de leurs fonctions.

S'il en est ainsi, l'étude des phénomènes de chaleur dans le système organique intéresse au plus haut degré le physiologiste et le médecin observateur.

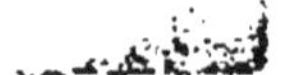

On peut remarquer, en effet, qu'une foule de recherches ont été dirigées vers le but de reconnaître les températures propres des êtres vivants, et d'en assigner les causes ; d'importants résultats sont déjà le fruit de ces savantes recherches; mais le physiologiste, étudiant avec soin les phénomènes de la vie, ne trouve que des rapports bien rares et bien insuffisants entre ces phénomènes et les températures observées. Une foule d'êtres, dont la vie est très-active, jouissent de températures très-basses; la plupart, au lieu d'avoir en réalité une température fixe, n'ont en effet que celle des milieux dans lesquels ils habitent, et peuvent en changer avec si peu d'inconvénient, qu'ils mériteraient le nom d'êtres organisés à la température variable.

Les animaux à sang rouge et chaud, dont les organes intérieurs sont en général à une température plus élevée, plus fixe et plus indispensable à l'entretien de leur existence, n'en présentent pas moins la discordance la plus marquée entre les variations de leur température et l'état de leurs fonctions ; l'une restant la même, les autres peuvent s'élever au plus haut degré d'énergie; et, tout en considérant le calorique comme le principal excitant des organes, il faut convenir que l'élévation de la température produit souvent l'affaiblissement des fonctions, et même la mort, tandis qu'un refroidissement convenable rétablit ou excite les phénomènes vitaux.

En médecine même, et en thérapeutique, on voit avec surprise l'action par laquelle on refroidit les organes vivants, produire des effets opposés de sédation ou de stimulation ; on peut, il est vrai, échapper à ce contraste en supposant que les organes réagissent après l'influence toujours sédative du froid. Mais ne trouve-t-on pas dans cette explication des traces de ce vague hypothétique qui marque malheureusement tous les points de la physiologie qui n'ont point encore été suffisamment éclairés par les autres sciences naturelles ?

S'il est vrai que l'état particulier que l'on nomme *température* ait si peu de rapport avec les phénomènes de la vie, il devient important de remarquer que cet état ne doit être considéré que comme un résultat fonctionnel qui dépend de la proportion accidentelle qui peut s'établir dans chaque individu vivant, entre les acquisitions et les pertes de calorique dont il est susceptible, tandis que l'existence simultanée de ces acquisitions et de ces pertes produit nécessairement, à travers les organes, des courants de calorique plus ou moins rapides. D'où l'on peut conclure que le passage du calorique à travers les organes est ici le phénomène primitif, et la température une circonstance secondaire.

On pourrait déjà conclure de ces raisonnements isolés, qu'il est important d'étudier les courants de calorique qui se produisent dans les organes des êtres vivants, et de faire entrer cette considération dans toutes les explications physiologiques et médicales ; mais nous avons pour objet dans ce Mémoire de développer cette proposition en prouvant successivement : 1° qu'un corps quelconque peut être le siége de courants de chaleur plus ou moins rapides très-indépendamment de la température à laquelle il se trouve ; 2° que nos organes sont particulièrement sensibles au passage du calorique à travers leur tissu ; 3° que tous les êtres organisés sont dans les conditions nécessaires pour devenir le siége de courants de calorique ; 4° que l'importance des phénomènes de la vie et l'énergie de l'action des organes paraissent être en proportion de la vitesse des courants de calorique, plutôt qu'en proportion de la température; 5° que l'adoption de ces principes peut servir à rendre compte, d'une manière satisfaisante, d'un grand nombre de phénomènes de chaleur vitale, qui sans eux ne peuvent être considérés que comme des anomalies.

§. Ier. *Un corps quelconque peut être le siége de courants de calorique plus ou moins rapides, et cela indépendamment de la température à laquelle il se trouve.*

En effet, si l'on suppose une barre de fer chauffée par une extrémité et refroidie par l'autre, un thermomètre placé dans son milieu s'arrêtera à un certain degré, qui dépendra de la différence entre les températures des deux extrémités et de la propriété conductrice du corps; mais on conçoit que, pour une température fixe au milieu de la barre de fer, il y aura un nombre infini de cas différents, pourvu que le refroidissement produit à l'extrémité de la barre soit toujours dans une proportion donnée avec l'élévation de température de l'autre extrémité; on conçoit aussi que le courant pourra devenir plus rapide, et la température moyenne s'abaisser, si le refroidissement est accru, et, qu'au contraire, le courant pourra devenir plus lent, et la température moyenne s'élever, si le refroidissement devient moins énergique ; d'où il résulte que la vitesse du courant de calorique dans la barre de fer n'est nullement indiquée par la température de sa partie moyenne, n'est point proportionnelle à cette température, et peut même se trouver en raison inverse.

Il est vrai que les physiciens n'ont point encore recherché quel changement l'existence d'un courant de calorique, plus ou moins rapide, peut apporter dans les propriétés d'un corps brut ; néanmoins on peut déjà remarquer, 1° qu'il se produit un courant galvanique dans beaucoup de cas où un corps conducteur est le siége d'un courant de calorique ; 2° que plusieurs substances métalliques et quelques corps fusibles, comme le phosphore, manifestent des propriétés toutes particulières lorsqu'on les refroidit subitement ; 3° enfin, que beaucoup de matières organiques subissent, pendant l'ébullition d'un liquide qui les contient, des altérations fort différentes, suivant que cette ébullition est lente ou rapide.

On peut rapprocher les observations que nous venons de faire, de ce qui est arrivé dans l'étude des phénomènes électriques. On a connu de très-bonne heure les phénomènes de l'électricité avec tension, et ce qu'on nomme température n'exprime que la tension actuelle du calorique dans un corps ; on a découvert beaucoup plus tard les propriétés que possèdent des fils métalliques quand ils sont le siége de courants électriques ; peut-être sera-t-on conduit à d'heureuses découvertes en étudiant les propriétés des corps qui sont actuellement le siége d'un courant de calorique plus ou moins considérable. Quoi qu'il en soit, l'existence de tels courants est indubitable, et il nous est permis de faire entrer cette considération dans l'étude des phénomènes de la chaleur vitale.

§. II. *Nos organes sont particulièrement sensibles au passage du calorique à travers leur tissu.*

On peut même ajouter que ce passage est la seule cause admissible des sensations de chaleur ou de froid que nos organes nous transmettent : en effet, l'impression que produit sur la main un liquide au milieu duquel nous la plongeons, n'est nullement proportionnelle à la température réelle de ce liquide : elle dépend uniquement de la différence qui se trouve entre cette température et celle de la main qui en fait l'épreuve : le même liquide à la même température nous paraîtra tantôt chaud, tantôt froid, suivant que la main aura été précédemment échauffée ou refroidie, en sorte que la sensation de chaleur est produite sur la peau par un courant de calorique qui sort; tellement que si le liquide se trouve exactement à la même température que la surface extérieure de la peau, il n'y aura aucune sensation de chaud ni de froid.

En raisonnant sur les phénomènes qui ne sont pas accessibles à nos sens, d'après ce qu'on observe dans des cas d'une investigation plus facile, nous devons conclure que les organes intérieurs, qui ne transmettent pas ordinairement de sensations, doivent être puissamment affectés par le passage du calorique à travers leur tissu.

§. III. *Tous les êtres organisés sont dans des conditions nécessaires pour être habituellement le siége de courants de calorique.*

Cette proposition exige pour son développement que nous établissions d'abord quelles sont les conditions nécessaires à l'existence d'un courant de chaleur à travers un corps. Il est évident qu'elles se réduisent à trois : 1° une source de calorique; 2° un moyen de déperdition de calorique; 3° un moyen de transmission ou une propriété conductrice dans le corps en question.

Quant à la source de calorique, nous ferons remarquer qu'elle peut être de deux natures différentes; qu'il peut y avoir une production locale de calorique par suite de phénomènes spéciaux, comme dans les animaux qui respirent, ou que le corps peut être en communication constante avec un réservoir commun qui lui fournisse continuellement du calorique, comme cela arrive pour les végétaux qui tiennent à la masse du globe.

Quant aux moyens de déperdition, ils peuvent être de deux espèces : par contact avec des corps plus froids, ou par changement d'état des liquides qui se transforment en vapeur.

Quant à la propriété conductrice, elle est rare et très-imparfaite dans les corps solides, puisque les métaux seuls en jouissent à un certain degré, et elle est presque nulle dans les liquides et dans les gaz; mais le calorique peut être transporté avec une grande rapidité d'un lieu à un autre, en vertu de la mobilité et par le déplacement des molécules liquides, en sorte que ce moyen de conductibilité est infiniment plus puissant et plus rapide que la propriété conductrice des corps solides. Après avoir posé ces principes, nous examinerons successivement les plus grandes divisions des êtres organisés, pour rechercher si, en effet, tous présentent sans exception les conditions nécessaires à l'existence des courants.

Les végétaux ont habituellement leurs racines plongées dans la profondeur d'un sol ou dans le sein d'un liquide, qui peuvent également leur fournir des quantités illimitées de calorique ; une circulation non-interrompue, quoique plus ou moins active, transporte incessamment des fluides, à la température du globe, dans l'intérieur du végétal ; le contact d'un air plus froid dans certaines circonstances, et bien plus encore l'évaporation considérable qui se fait dans les régions supérieures, sont les moyens de refroidissement qui peuvent déterminer les courants intérieurs ; mais si les fluides ascendants arrivent échauffés dans l'intérieur du végétal, les fluides descendants ont été refroidis, en sorte qu'il n'y a pas de lamelle organique dans tout le tissu d'un être semblable qui ne puisse et ne doive se trouver située entre les fluides de températures différentes, et par conséquent devenir le siége d'un courant de calorique. On peut remarquer encore que dans les végétaux dicotylédons qui s'accroissent par couches, c'est au point de contact des tissus à circulation ascendante avec les tissus à circulation descendante, que presque tout le travail de la végétation s'opère.

Les animaux qui vivent dans l'eau doivent être distingués en cétacés et en poissons. Ces derniers ont paru à presque tous les observateurs partager exactement la température du milieu dans lequel ils vivent, ce qui semble exclure toute idée de courants de calorique à travers leurs organes. Cependant nous ferons remarquer qu'il est extrèmement difficile de déterminer le fait d'une légère différence de température entre un poisson et le milieu dans lequel il plonge; que M. Davy a trouvé la température de quelques poissons de plusieurs degrés au-dessus de celle de la mer; que les poissons ont la faculté de résister jusqu'à un certain point au refroidissement du liquide qui les entoure, et qu'enfin ils sont munis d'organes respiratoires, et sont le siége de fonctions actives qui doivent développer du calorique.

Ces considérations nous autorisent à admettre que les poissons produisent une certaine quantité de calorique, qui leur est successivement enlevé par le contact continuel du milieu qu'ils habitent; ce qui suffit pour établir l'existence des courants, sans permettre une élévation de température notable; et nous sommes d'autant plus porté à adopter cette opinion, que ces sortes d'animaux périssent immédiatement lorsqu'on élève tout à coup de quelques degrés la température du milieu qu'ils habitent, ce qui doit en effet mettre fin à tout courant de calorique de l'intérieur à l'extérieur, tandis qu'ils peuvent supporter des températures extérieures très-élevées, pourvu qu'on les produise avec beaucoup de lenteur, c'est-à-dire, dans la proportion où leur corps lui-même peut s'échauffer pour continuer à éprouver quelque perte de calorique par le contact du fluide qui les environne.

Les cétacés, munis d'organes respiratoires d'un ordre plus relevé, ont une température supérieure ; mais leur corps est enveloppé de masses graisseuses qui s'opposent sans doute à une trop rapide déperdition du calorique par le contact extérieur.

Les animaux qui vivent dans l'air, et dont les poumons sont vésiculaires, présentent constamment une légère supériorité de température comparativement à celle du milieu qu'ils habitent ; ils ont, par conséquent, en eux une source de production de chaleur ; la déperdition s'opère incessamment, soit par des contacts extérieurs, soit par la transpiration ; et leur circulation active transporte rapidement le calorique produit par les organes internes dans tous les points de l'économie, et particulièrement vers ceux qui sont le siége des déperditions.

Il est essentiel de remarquer que déjà ces animaux, qui sont susceptibles de perdre du calorique autrement que par le simple contact, c'est-à-dire, par la vaporisation des liquides, au sein du fluide élastique qui les environne, deviennent capables de supporter, sans périr, des élévations subites de température extérieure, qui tueraient immédiatement un poisson. On sent, en effet, que dans un milieu liquide il n'y a qu'une seule cause de déperdition de calorique, savoir, le contact de ce liquide ; tandis que dans un milieu aériforme, cette cause de déperdition est facilement suppléée par les effets beaucoup plus puissants de l'évaporation.

Les animaux à sang chaud possédent au plus degré toutes les conditions nécessaires à l'existence de courants de calorique à travers leurs organes ; leur respiration étendue et complète agit sur la totalité de la masse de leur sang ; leur circulation est énergique et rapide ; l'une et l'autre fonctions peuvent être excitées ou ralenties de manière à augmenter ou diminuer au besoin la production du calorique. Ils sont sans cesse en position de perdre du calorique par voie de contact aussi bien que par évaporation, puisque leur température habituelle est supérieure à celle du fluide élastique qui les entoure; enfin, une transpiration toujours considérable, et qui peut s'accroître par les influences extérieures, les rend capables de supporter, sans périr, de très-hautes températures extérieures.

La perfection des circonstances propres à fournir des courants de chaleur qui se rencontrent dans les animaux à sang chaud, nous permet de développer toute notre pensée sur l'existence et les effets de ces courants.

Il faut considérer ici que d'abord, et en général, la masse du corps d'un tel animal est échauffée par l'intérieur et refroidie par l'extérieur, et qu'en outre la surface interne du poumon est aussi le siége d'une déperdition de calorique; en sorte qu'il faut nécessairement admettre que la masse des organes est incessamment traversée par des quantités de calorique, qui dépendent simultanément de la rapidité de la production, de l'activité de la transmission, et de la valeur relative des pertes dans un temps donné; en sorte, par exemple, que la rapidité des courants sera diminué :

1° Si la production est ralentie, c'est-à-dire,

si les fonctions respiratoires sont moins énergiques ;

2° Si la transmission devient plus lente, ce qui dépendra de l'état actuel de la circulation ;

3° Enfin, si les déperditions extérieures sont empêchées ou diminuées par l'élévation de la température du milieu, par la présence d'une grande quantité de vapeur déjà formée, ou enfin par l'immersion du corps dans un liquide aussi chaud que lui.

. . . .

Indépendamment de ces effets généraux, on doit observer que les phénomènes importants de la vie se passent dans l'intimité du tissu des organes, et comportent nécessairement l'ensemble actif de toutes les lamelles solides qui forment les parois des vaisseaux ou des cellules qui renferment des liquides ; il faut donc, pour donner quelqu'importance à l'idée des courants de calorique, rechercher s'ils peuvent et doivent, en effet, exister dans l'intérieur du tissu des organes. Or, il est démontré que le sang artériel jouit, en sortant des poumons, d'une température supérieure à celle du reste du corps, et il est même probable qu'il est capable de dégager de nouvelles quantités de calorique, lorsqu'il vient à changer d'état dans les systèmes capillaires.

Ce sang artériel est rapidement transmis dans toutes les parties du corps par des vaisseaux d'abord très-gros, et toujours situés profondément, de manière à éviter les déperditions de chaleur prématurées.

D'une autre part, le sang veineux revenant de toutes les parties du corps vers le cœur, ne saurait posséder et ne possède en effet que la température propre à ces différentes parties, c'est-à-dire, inférieure à celle du sang artériel. Ce sang veineux revient avec lenteur en parcourant des vaisseaux dilatables, dont un grand nombre se trouvent situés superficiellement, et directement exposés aux causes de refroidissement.

De ces considérations on doit conclure que toute l'organisation est habituellement traversée par des fluides, dont l'un est plus chaud que l'autre, en sorte que toutes les parties du corps, considérées à part, peuvent et doivent être le siége de courants de calorique qui les traversent pour se porter du sang artériel au sang veineux.

Il est encore évident que le cœur et le poumon doivent être les organes dans lesquels ces courants seront plus considérables, puisqu'ils sont sans cesse pénétrés d'une grande masse de ces fluides à températures inégales.

Ne trouverait-on pas dans de semblables considérations l'explication de l'idée de Bichat, qui a vu que les organes mouraient lorsqu'ils étaient pénétrés par du sang noir, et n'y trouveraient-on pas aussi l'explication des phénomènes de l'asphyxie, en admettant que les organes meurent lorsqu'ils sont pénétrés de fluides à une même température, qui, conséquemment ne peuvent plus produire de courants partiels de chaleur.

§. IV. *Les phénomènes de la vie et l'énergie de l'action des organes paraissent être en proportion de la vitesse des courants de calorique, plutôt qu'en proportion de la température.*

Une multitude de faits et de circonstances remarquables qui se rencontrent à chaque instant dans les êtres vivants, se présentera naturellement à l'esprit de tout observateur qui supposera l'existence des courants de calorique, et viendra ainsi confirmer cette proposition ; mais il n'est pas inutile de signaler ici les principaux.

Les végétaux sont dans un état qui a été comparé au sommeil, et dans lequel la vie paraît latente aussi longtemps qu'ils sont privés de grands moyens d'évaporation, qui dépendent de la chaleur de l'air et de la présence des feuilles ; mais aussitôt qu'ils sont munis d'organes transpiratoires, leur vie devient éminemment active ; non-seulement ils s'accroissent, mais ils produisent des organes nouveaux et remplacent rapidement ceux qui ont été retranchés. On ne saurait attribuer ce surcroît d'action à la seule élévation de température, car l'extrémité d'une des branches d'une vigne donne des fleurs et des fruits quand on l'introduit dans une serre chaude, quoique tout le reste du corps demeure exposé au froid de nos hivers ; et l'on sait d'ailleurs que l'intérieur d'un végétal est souvent beaucoup plus froid que l'atmosphère, et que ses feuilles recourbées peuvent renfermer des glaçons dans les saisons les plus chaudes de l'année ; en général, l'activité de la végétation peut être considérée comme proportionnelle à l'évaporation dont les végétaux sont le siége, et conséquemment au courant de calorique qui les traverse.

Dans les animaux à sang froid en général, on ne saurait attribuer l'énergie très-prononcée des actions vitales à la température, puisque celle-ci peut varier dans de très-grandes latitudes sans modifier l'énergie de la vie ; tandis que toutes les causes qui sont propres à faire cesser les courants produisent une mort plus ou moins prompte.

Quant aux animaux à sang chaud, et à l'homme, par exemple, dont la physiologie nous intéresse plus spécialement, il est évident que l'énergie vitale n'est jamais en proportion, et se trouve souvent en raison inverse de la température, tandis que toutes les causes propres à rendre plus rapide le passage du calorique à travers les organes accroissent simultanément l'intensité de leur action.

Aucun animal à sang chaud ne peut supporter longtemps l'immersion dans un liquide à la température de son corps, quoiqu'il conserve encore l'usage de la transpiration pulmonaire, comme moyen de déperdition de chaleur.

Une atmosphère chaude et humide produit chez tous ces animaux un sentiment de débilité générale, et ces deux circonstances sont propres à élever la température de l'animal, mais en diminuant les deux moyens de déperdition de chaleur, et par conséquent la vitesse des courants de calorique.

Au contraire, l'influence d'une atmosphère sèche détermine un sentiment d'activité et produit une excitation générale tant que la cause interne de production de chaleur peut suffire aux déperditions et entretenir les courants.

Un individu actuellement affecté d'un violent accès de fièvre présente une température qui diffère très-peu de celle d'un homme sain ; néanmoins, tous ses organes, sans exception, sont dans un état d'extrême excitation ; mais il est facile de s'assurer que les moyens de production de chaleur sont accrus, que les moyens de transmission sont devenus plus rapides, et que les déperditions sont proportionnellement augmentées, en sorte que, quoiqu'à la même température, les organes sont effectivement le siége de courants de calorique beaucoup plus rapides que de coutume.

On peut en dire autant d'un organe en particulier affecté d'inflammation, et dans lequel tous les phénomènes vitaux se trouvent considérablement accrus, quoique sa température ne s'élève pas sensiblement : l'abord accidentel d'une plus grande quantité de sang artériel dans cet organe accroît pour lui la source du calorique; une transpiration plus abondante l'enlève au fur et à mesure; mais l'organe n'en reste pas moins traversé par des courants plus rapides, ce qui rend compte et de son excitation et de la sensation d'ardeur brûlante qu'il transmet au cerveau, tandis que l'observation de la température ne justifie aucun de ces phénomènes.

§. V. *L'absorption des principes précédemment exposés peut servir à rendre compte, d'une manière satisfaisante, d'un grand nombre de phénomènes vitaux, qui, sans eux, ne peuvent être expliqués, ou doivent passer pour des anomalies.*

Il nous suffira de citer un certain nombre de ces circonstances remarquables, qui jusqu'ici ont échappé à toutes les explications, pour donner une idée de la fécondité du principe de l'influence des courants.

L'immersion momentanée dans un bain froid, les lotions de même espèce, doivent être mises au nombre des stimulants les plus énergiques de nos fonctions ; mais ils sont inapplicables aux individus déjà trop faibles pour offrir des chances qu'on appelle *réaction*.

Sans nier l'influence que les sensations vives produites sur la peau peuvent avoir sur l'exécution générale des fonctions, il nous paraît évident que le refroidissement superficiel et momentané de la peau est éminemment propre à rendre plus rapides les courants de calorique de l'intérieur à l'extérieur, en supposant toutefois la production interne suffisante pour y répondre ; ce qui, dans notre théorie, rend un compte satisfaisant de ce phénomène, et, en général, de l'action tonique des bains froids.

Cependant l'application continue de la glace sur une partie du corps qui correspond à un organe enflammé, situé peu profondément, est un des plus puissants sédatifs dont la médecine fasse usage, et cette contradiction apparente sera facilement expliquée, si l'on considère qu'un refroidissèment superficiel est aussi propre à accélérer les courants, qu'un refroidissement profond est propre à les faire cesser, puisqu'en général les qualités de calorique transmises par un corps, sont en raison de sa température; et, par exemple, un refroidissement superficiel et momentané de la peau du crâne sera cause que les membranes du cerveau seront traversées, dans un temps donné, par une plus grande quantité de calorique; tandis que dans un refroidissement plus profond, et auquel les membranes viendront participer elles-mêmes, celles-ci ne seront plus traversées que par de très-petites quantités de calorique (*).

C'est une observation générale, que les inflammations de la muqueuse pulmonaire sont plus fréquentes qu'aucune autre, et qu'elles sont produites également, soit par la respiration d'un air froid, soit par la respiration d'un air chaud et sec. Quant à la fréquence, il est évident que

(*) D'ailleurs l'abaissement de la température ralentit la circulation qui peut seule apprêter de nouveau calorique et entretenir les courants.

la peau et la muqueuse pulmonaire, qui sont le siége exclusif des déperditions de chaleur, doivent être souvent affectées de courants très-rapides, et que ces effets seront beaucoup plus marqués dans la muqueuse pulmonaire, eu égard à la grande quantité de sang artériel sous-jacent; et quant à la diversité des causes, on conçoit qu'un refroidissement direct n'accélèrera pas plus les courants qui traversent la membrane, que la présence d'un air chaud et sec, qui rendra l'évaporation plus abondante.

L'application d'un cataplasme ou d'une fomentation sur une phlegmasie est éminemment propre à conserver et à accroître la température locale : cependant elle diminue évidemment le sentiment de chaleur et la douleur du point malade. L'exposition à l'air froid rend au contraire la douleur aiguë. Comment recevoir ces phénomènes, si l'on n'admet que le cataplasme, formant une sorte de bain local, supprime la transpiration et les pertes par transmission, conséquemment les deux causes qui peuvent rendre dans l'organe enflammé les courants de calorique plus rapides? Ne peut-on pas expliquer de la même manière les heureux effets de l'application d'un tissu imperméable à la vapeur sur les membres affectés de douleurs musculaires.

C'est ici le lieu de faire remarquer qu'un grand nombre d'affections, qui sont vulgairement attribuées à la suppression de la transpiration, dépendent au contraire des causes qui l'ont rendue momentanément très-active, par exemple, l'exposition à un courant d'air. Les phlegmasies qui résultent de ces accidents ne s'entendent-elles pas parfaitement dans le système supposé ?

Après qu'un individu s'est frotté pendant quelque temps les mains avec de la neige, et pendant que cette neige est encore en contact avec la peau, il y a production d'un sentiment de chaleur extrêmement vif et coloration de la peau en rouge, tandis que le thermomètre accuse une température très-basse ; le passage du calorique qui se porte du centre des organes vers le point refroidi, nous paraît seul propre à expliquer un semblable effet.

Lorsqu'une partie du corps a été presque complètement privée de circulation par un refroidissement profond, l'application d'une température élevée à l'extérieur est le plus sûr moyen de déterminer la mort complète : rendre la circulation générale aussi active que possible, et frotter les membres gelés avec de la neige, tels sont les moyens que l'expérience enseigne aux habitants du Nord ; et leur effet salutaire ne peut être expliqué qu'en admettant que la vie se rétablit dans l'organe quand on y produit des courants de calorique, et non quand on le réchauffe.

Enfin, cette multitude d'aberrations prétendues de chaleur animale, ces sensations de chaud ou de froid que le thermomètre ne justifie point, et qui ont été jusqu'à présent considérées comme des phénomènes vitaux, indépendants des lois ordinaires de la physique, nous paraissent rentrer mutuellement dans les lois communes aussitôt qu'on admet que nos organes sont sensibles au passage du calorique, indépendamment de leur température, et que la vitesse des courants est soumise aux trois influences que nous avons indiquées.

Nous ne nous dissimulons point que quels que soient le nombre et l'exactitude des faits sur lesquels nous avons pu fonder l'idée théorique qui fait l'objet de ce Mémoire, elle reste dans la classe des hypothèses qui ne sont pas susceptibles d'une démonstration directe ; mais nous croyons que ces sortes de considérations ne sont pas sans utilité dans les sciences, lorsqu'elles ont pour objet de rattacher un plus grand nombre de phénomènes à un même principe déjà adopté, et de diminuer ainsi le nombre des suppositions que nous sommes obligés de faire pour entendre et coordonner les phénomènes naturels; nous avons, au reste, été encouragés à publier ces idées par l'opinion de nos confrères les plus distingués, et nous espérons qu'étant soumises à l'examen d'un grand nombre de médecins éclairés, elles deviendront susceptibles de fournir d'heureuses applications à la médecine. Nous avons nous-même tenté une de ces applications, dont nous rendrons compte dans un autre Mémoire.

FIN

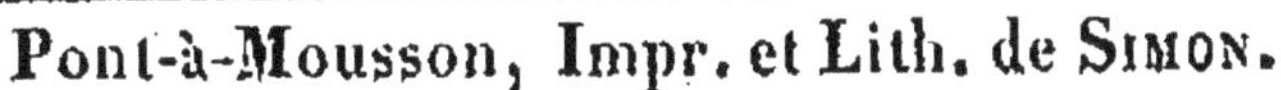

Pont-à-Mousson, Impr. et Lith. de SIMON.

APPAREILS GEOFFROY.

Bains de Poussière hydraulique, brevetés de Sa Majesté le Roi des Français, de l'Empereur d'Autriche, du Roi de Prusse, de la Reine d'Angleterre et du Roi des Belges.

On les trouve à PONT-A-MOUSSON, à l'Institut hydropathique de Mr GEOFFROY, ainsi que tout ce qui concerne le traitement Hydrosudopathique.

1 Meuble contenant les appareils divers.

2 Bain de poussière hydraulique en action.

14

15

3 Bain de poussière hydraulique chauffé à la vapeur, muni de la pompe.

4 pour bain pris debout et couché.

5 Douche hémorroïdale et toilette des Dames.

6 Douche mobile. Douche d'yeux

7 Bain à torrent ou Bain Russe.

8 Bain de vapeur et à torrent.

9 Toilette fermée.

10 Toilette ouverte.

11 Douche de tête.

12

Imp. Lith. Simon, à Pont-à-Mousson.

www.ingramcontent.com/pod-product-compliance
Ingram Content Group UK Ltd.
Pitfield, Milton Keynes, MK11 3LW, UK
UKHW012206240726
13966UKWH00002B/608

9 782011 747020